高血压

饮食对症调养：

专家教你怎样吃降低高血压

陈广垠◎编著

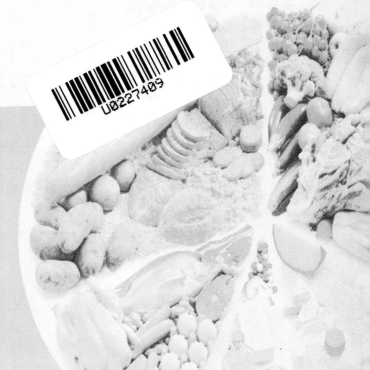

 科学技术文献出版社
SCIENTIFIC AND TECHNICAL DOCUMENTATION PRESS

·北京·

图书在版编目 （CIP） 数据

高血压饮食对症调养：专家教你怎样吃降低高血压 /陈广垠编著．—北京：
科学技术文献出版社，2014.10

ISBN 978－7－5023－9399－1

Ⅰ.①高…　Ⅱ.①陈…　Ⅲ.①高血压—食物疗法　Ⅳ.①R247.1

中国版本图书馆 CIP 数据核字（2014）第 202152 号

高血压饮食对症调养：专家教你怎样吃降低高血压

策划编辑：林倪端　　责任编辑：曹沧晔　　责任校对：张吲哚　　责任出版：张志平	

出 版 者　科学技术文献出版社
地　　址　北京市复兴路 15 号　邮编　100038
编 务 部　（010）58882938，58882087（传真）
发 行 部　（010）58882868，58882874（传真）
邮 购 部　（010）58882873
官方网址　www. stdp. com. cn
发 行 者　科学技术文献出版社发行　全国各地新华书店经销
印 刷 者　北京建泰印刷有限公司
版　　次　2014 年 10 月第 1 版　2014 年 10 月第 1 次印刷
开　　本　710×1000　1/16
字　　数　210 千
印　　张　14.5
书　　号　ISBN 978－7－5023－9399－1
定　　价　19.80 元

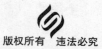

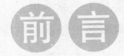

FOREWORD

　　近年来，随着我国经济的飞速发展，人们的生活水平也随之提高，伴随着物质生活的丰富，人们的生活节奏也在明显加快，高血压病正在日益变成"看不见的杀手"，威胁现代人的健康。目前，我国已有高血压患者1.6亿人，超重者2亿人，肥胖者6000万人，更严重的是每天还在新增数以万计的年轻的"三高"患者。

　　一旦患上了高血压，病症将会伴随终身。由于药物的毒副作用，长期服药后人体的肝、肾、心等重要脏器的功能将会受到影响，进而影响生活质量。针对这种情况，专家们结合临床治疗的经验，从祖国传统医学观念入手，建议广大高血压患者可以通过每日的饮食来调节血压。科学合理的膳食简便易行，可起到事半功倍的疗效。

　　医学研究证明，早期预防、稳定治疗、养成健康的生活习惯可使75%的高血压及其并发症得到预防和控制。由此可见，加强患者对高血压的认识以及自身管理对于预防高血压有重要意义。饮食控制是高血压进行自我管理的一项重要内容，因此，了解饮食中需遵循的原则与禁忌，对于高血压患者意义重大。

　　中华民族自古以来就强调"药食同源"，中医认为很多食物不但是可以充饥的菜肴，更是辅助治疗疾病的灵丹妙药。《高血压饮食对症调养——专家教你怎样吃降低高血压》这本书详细告诉广大高血压患者究竟该吃什么，从营养、功效等几个方面说明了选择这些食物的原因，并对每个降压食谱的操作

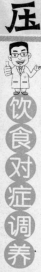

方法作了细致的指导。书中食谱制作非常简便，原料都是市场上常见的食物，在家轻轻松松就能彻底改善身体状况。

希望本书能对高血压患者以及家属有一定的帮助。同时，在编撰的过程中难免出现纰漏，欢迎广大读者提出宝贵意见。

最后，祝愿所有的高血压患者能早日康复！

编　者

目 录
CONTENTS

第一章 揭开高血压的神秘面纱

血压究竟是什么 …………………… 001

正常的血压值是多少 ……………… 002

关注血压，不要忘了脉压 ………… 002

脉压差增大的原因 ………………… 002

脉压差缩小的原因 ………………… 003

影响血压的因素 …………………… 004

什么是高血压 ……………………… 007

高血压形成的基本原理 …………… 008

高血压对身体的危害 ……………… 009

高血压不等于高血压病 …………… 012

高血压病的主要症状 ……………… 012

中医如何看待高血压病 …………… 014

高血压的分类 ……………………… 016

高血压病的分期 …………………… 016

高血压病的临床表现分类 ………… 017

高血压病的血压水平分类 ………… 018

高血压病的人群分类 ……………… 018

其他类型高血压分类 ……………… 022

高血压病的"三高"与"三低"

………………………………………… 027

高血压病能彻底治愈吗 …………… 028

第二章 高血压病患者常见的饮食困扰

高血压病患者能喝咖啡吗 …… 029

高血压病患者能吃肉吗 ……… 029

高血压病患者能饮酒吗 ……… 030

高血压病患者能吃鱼吗 ……… 030

高血压病患者可以喝茶吗 …… 031

高血压病患者可以喝牛奶吗 … 031

高血压病患者可以吃火锅吗 … 031

高血压病患者可以吃蜂蜜吗 … 032

高血压病患者可以选用人参滋

补吗 ………………………… 033

高血压病患者如何选择零食 … 033

高血压病患者如何选择食用油

……………………………… 034

高血压病患者服药期间为何不

能吃葡萄柚 ………………… 034

第三章　高血压病患者的饮食原则

高血压患者饮食注意事项 … 035

高血压病患者应怎样喝水 … 036

合理饮食，控制血压 … 037

高血压病患者应补充的营养元素 … 037

高血压病患者应控制好盐的摄入 … 038

外出就餐饮食原则 … 038

走出常见的饮食误区 … 039

五色食物与高血压 … 040

容易忽视的饮食细节 … 042

多吃醋对高血压病患者的好处 … 042

高血压病患者的烹饪原则 … 043

高血压病患者不可只吃素 … 043

高血压病患者春季饮食注意要点 … 044

高血压病患者的春季食谱 … 045

　黑木耳炖瘦肉 … 045

　果仁糕点 … 045

　荠菜菊花饼 … 045

高血压病患者夏季饮食注意要点 … 046

高血压病患者的夏季食谱 … 046

　薄荷天麻茶 … 046

　绿茶粥 … 047

　脆爆海带 … 047

高血压病患者秋季饮食注意要点 … 047

高血压病患者的秋季食谱 … 048

　玉米饭团 … 048

　双白炒虾仁 … 048

　芹菜水饺 … 048

高血压病患者冬季饮食注意要点 … 049

高血压病患者的冬季食谱 … 049

　海参淡菜瘦肉汤 … 049

　豆腐皮青菜瘦肉汤 … 049

　海蜇拌香芹 … 050

　夏枯草煲猪肉 … 050

第四章　高血压病患者适宜的蔬菜

芹菜 051

　芹菜山楂粥 051

　芹菜粳米粥 052

洋葱 052

　木耳拌洋葱 053

　洋葱炒鸡蛋 053

胡萝卜 053

　胡萝卜陈皮炒瘦肉 054

　胡萝卜炖羊肉 054

　胡萝卜汁 054

白萝卜 055

　虾米炒萝卜丝 055

西红柿 056

　西红柿烩豆腐 056

　草菇炒西红柿 056

茼蒿 057

　香菇扒茼蒿 057

　茼蒿蒜泥 057

菠菜 058

　姜汁菠菜 058

　菠菜炒鸡蛋 058

苦瓜 059

　苦瓜蚝豉排骨汤 059

　苦瓜菊花决明茶 059

双瓜豆腐 060

冬瓜 060

　冬瓜炖排骨 061

　冬瓜银耳羹 061

黄瓜 061

　山渣汁拌黄瓜 062

　干贝黄瓜盅 062

丝瓜 062

　丝瓜西红柿汤 063

　荔枝炒丝瓜 063

茄子 063

　茄子炖荸荠 064

　鱼香茄子 064

　蒜茸拌茄子 064

白菜 065

　醋熘白菜 065

　黑木耳炒白菜梗 065

竹笋 066

　竹笋玉米瘦肉汤 066

　竹笋西瓜皮鲤鱼汤 067

　清炒竹笋 067

芦笋 067

　肉炒芦笋 068

　鲜虾炒芦笋 068

莴笋 068
　莴笋炒香菇 069
　三丝莴笋 069
马齿苋 070
　马齿苋炒鸡丝 070
　马齿苋包子 070
荸荠 071
　西芹荸荠炒鸡丁 071
　荸荠粳米粥 072
　海蜇荸荠汤 072
黑木耳 072
　木耳拌海米 073
　胡桃黑木耳羹 073
香菇 073
　柠檬香菇汤 074
　香菇汤 074
西兰花 074
　什锦西兰花 075
　西兰花烧双菇 075
　西兰花炒牛肉 075
油菜 076
　油菜豆腐汤 076
　油菜虾皮粥 076
土豆 077
　凉拌土豆丝 077

醋熘土豆丝 077
韭菜 078
　核桃拌韭菜 078
　白萝卜炒韭菜 078
南瓜 079
　红枣煮南瓜 079
　粳米南瓜粥 079
山药 080
　清炒山药丝 080
　山药炖排骨 080
茭白 081
　海米拌茭白 081
　酱烧茭白 081
银耳 082
　榨菜炒银耳 082
　银耳杏仁百合汤 083
金针菇 083
　金针猪心汤 083
　金针菇黄瓜卷 084
平菇 084
　平菇炒牛肉 085
　什菌生鱼汤 085
莲藕 085
　酱香藕片 086
　绿豆炖藕片 086

第五章　高血压病患者适宜的水果

苹果 087

　糖拌苹果 088

　枸杞水果茶 088

狝猴桃 088

　生菜水果沙拉 089

　狝猴桃肉丝 089

　冰糖狝猴桃 089

草莓 090

　草莓绿豆粥 090

　草莓珍珠奶茶 090

葡萄 091

　菠萝葡萄羹 091

　葡萄苹果汁 091

　葡萄百合粥 092

金橘 092

　蜜饯金橘 092

　金橘苹果汁 093

桃子 093

　桃子枸杞银耳汤 093

　香蕉拌桃 094

香蕉 094

　香蕉粳米粥 094

　脆皮香蕉 095

李子 095

　酸甜果醋汁 095

　柠檬李子汁 096

梨 096

　老北京小吊梨汤 096

　酸奶银耳水果羹 097

　梨藕汁 097

西瓜 097

　翡翠鲤鱼 098

　西瓜酪 098

橙子 098

　泡橙汁冬瓜 099

　柳橙汁 099

柠檬 099

　蜂蜜柠檬绿茶 100

　香草烤鸡 100

柿子 101

　红枣柿饼 101

　柿子牛奶汁 101

橘子 102

　橘皮粥 102

　橘子茶酒 102

山楂 103

　山楂包 103

山楂绿茶饮 …… 103

柚子 …… 104
番茄西柚汁 …… 104
三丝拌柚块 …… 104

乌梅 …… 105
乌梅粥 …… 105
银耳乌梅红枣汤 …… 105

荔枝 …… 106
荔枝红枣汤 …… 106
冰糖荔枝 …… 106

桑椹 …… 107
桑椹枸杞饭 …… 107
桑椹牛骨汤 …… 108

木瓜 …… 108
木瓜百合鱼头汤 …… 108
木瓜西米露 …… 109

菠萝 …… 109
菠萝膏 …… 110
菠萝酸奶 …… 110

火龙果 …… 110
什锦水果沙拉 …… 111
火龙果炒虾仁 …… 111

芒果 …… 111
芒果鸡柳 …… 112
芒果鸡 …… 112

第六章 高血压病患者适宜的肉类

牛肉 …… 113
莴笋炒牛肉丝 …… 114
土豆炖牛肉 …… 114
洋葱烧牛肉 …… 114

乌鸡 …… 115
当归乌鸡汤 …… 115
香菇乌鸡煲 …… 115

鸭肉 …… 116
青椒炒鸭片 …… 116
鸭肉粥 …… 117

兔肉 …… 117
荸荠炖兔肉 …… 117
麻辣兔丁 …… 118

猪肉 …… 118
茄子尖椒烧肉片 …… 119
木耳肉片汤 …… 119

鹌鹑肉 …… 119
红豆炖鹌鹑 …… 120
枸杞杜仲鹌鹑汤 …… 120

第七章 高血压病患者适宜的水产品

鲤鱼 121
　青笋蒸鲤鱼 121
　土豆炖鲤鱼 122
鲫鱼 122
　鲫鱼豆腐 123
　泡菜烧鲫鱼 123
带鱼 123
　巧炸带鱼 124
　鲜味带鱼 124
　香煎带鱼 124
三文鱼 125
　柠檬三文鱼 125
　清蒸三文鱼 125
武昌鱼 126
　油焖武昌鱼 126
墨鱼 127
　木耳炒墨鱼 127
　墨鱼丝炒柿子椒 127
泥鳅 128
　泥鳅大米粥 128
　泥鳅豆腐汤 129

虾 129
　西红柿炒虾仁 129
　黄瓜红椒虾仁 130
海蜇 130
　海蜇拌菠菜 131
　荸荠汤海蜇 131
海参 131
　凉粉烧海参 132
　葱熘海参 132
牡蛎 132
　决明牡蛎 133
海带 133
　土豆拌海带丝 134
　海带紫菜汤 134
淡菜 134
　淡菜汤 135
　淡菜拌芹菜 135
紫菜 135
　虾仁紫菜汤面 136
　生菜紫菜汤 136

第八章 高血压病患者适宜的五谷杂粮

玉米 137
　腰果玉米 138
　莲藕玉米排骨汤 138
小米 138
　小米蒲菜粥 139
　小米板栗粥 139
薏米 139
　猪腰山药薏米粥 140
　薏米猪肠汤 140
　干贝薏米炖沙虫 140
黑米 141
　黑米拌莲藕 141
　黑米鸡蛋粥 141
糙米 142
　木瓜糙米粥 142
　排骨糙米粥 142
荞麦 143
　荞麦红枣饭 143
　荞麦面馄饨 143

燕麦 144
　麦片蛋花甜味粥 144
　提子杏仁麦片粥 144
绿豆 145
　三豆大枣甘草汁 145
　加味绿豆糕 146
黄豆 146
　黄豆烧豆腐 146
　丝瓜烧黄豆 147
黑豆 147
　黑豆炖鳝鱼 148
　豆豉小辣椒 148
红豆 148
　三豆饮 149
　百年好合 149
蚕豆 149
　蚕豆炒瘦肉 150
　泡椒拌蚕豆 150

第九章 高血压病患者适宜的干果

核桃 151
　芝麻核桃酪 151
　山楂核桃饮 152

松子 152
　松仁茯苓蒸豆腐 152
　松仁玉米 153

板栗 ·········· **153**

什锦栗子煲 ·········· **154**

栗子百合生鱼汤 ·········· **154**

降压参耳板栗 ·········· **154**

杏仁 ·········· **155**

杏仁雪梨汤 ·········· **155**

杏仁糯米冰糖粥 ·········· **155**

花生 ·········· **156**

花生玉米炒香芹 ·········· **156**

海带花生瘦肉汤 ·········· **156**

红枣 ·········· **157**

蜜饯红枣花生仁 ·········· **157**

四红汤 ·········· **157**

红枣西米羹 ·········· **158**

腰果 ·········· **158**

腰果虾球 ·········· **158**

腰果炒西芹 ·········· **159**

甘笋腰果炒鸡丝 ·········· **159**

莲子 ·········· **159**

莲子桂圆粥 ·········· **160**

莲子红枣脊骨汤 ·········· **160**

第十章　高血压病患者适宜的调味品

大蒜 ·········· **161**

大蒜烧茄子 ·········· **162**

枸杞大蒜粥 ·········· **162**

大葱 ·········· **162**

京酱肉丝 ·········· **163**

葱爆牛肉 ·········· **163**

生姜 ·········· **164**

姜泥猪肉 ·········· **164**

姜汁菠菜 ·········· **164**

花椒 ·········· **165**

麻婆豆腐 ·········· **165**

花椒油炒芹菜 ·········· **165**

花椒油拌鲜芦笋 ·········· **165**

芥末 ·········· **166**

芥末鸡条 ·········· **166**

芥末扇贝 ·········· **167**

醋 ·········· **167**

糖醋茄条 ·········· **168**

醋熘绿豆芽 ·········· **168**

香油 ·········· **168**

麻酱粉皮 ·········· **169**

银丝卷 ·········· **169**

花生油 ·········· **169**

烧茄子 ·········· **170**

兰花油菜炒豆腐 …………… 170
玉米油 …………… 171
　油炸土豆红薯丝 …………… 171
大豆油 …………… 172
　松子仁烧香菇 …………… 172

大葱炒木耳 …………… 172
橄榄油 …………… 173
　牛肉烧饼 …………… 173
　橄榄油土豆沙拉 …………… 174
　橄榄油炒甜脆豆 …………… 174

第十一章 · 高血压病患者适宜的中药食疗

莲子心 …………… 175
　莲子心茶 …………… 176
葛根 …………… 176
　葛根鲫鱼汤 …………… 176
　葛根粥 …………… 177
黄芩 …………… 177
　黄芩白芷茶 …………… 178
地龙 …………… 178
　泽泻地龙红花粥 …………… 179
　地龙炒鸡蛋 …………… 179
决明子 …………… 179
　决明子烧茄子 …………… 180
　海带决明子降压汤 …………… 180
淫羊藿 …………… 180
　淫羊藿滑鸡 …………… 181
玉米须 …………… 181
　玉米须排骨汤 …………… 182

玉米须煲鲜蚌 …………… 182
菊花 …………… 182
　菊花雪梨茶 …………… 183
　菊花鸡丝 …………… 183
吴茱萸 …………… 183
　吴茱萸猪脾馄饨 …………… 184
牡丹皮 …………… 184
　十四味药粥 …………… 185
　牡丹皮粥 …………… 185
夏枯草 …………… 185
　夏枯草炒肉丝 …………… 186
　夏枯草瘦肉汤 …………… 186
杜仲 …………… 186
　杜仲核桃猪腰汤 …………… 187
　杜仲叶茶 …………… 187
　杜仲羊骨粥 …………… 187

枸杞子 …………… 188
　荠菜马兰杞子茶 ………… 188

钩藤 …………… 189
　钩藤汤 ………… 189
　钩藤茶 ………… 189

天麻 …………… 190
　天麻炖鱼头 ………… 190
　天麻鱼片 ………… 190

丹参 …………… 191
　丹参红花粥 ………… 191
　丹参红花鸡肉汤 ………… 192

防己 …………… 192
　防己生姜汤 ………… 193

黄连 …………… 193
　黄连馄饨 ………… 193
　白薇参黄粥 ………… 194

黄芪 …………… 194
　黄芪蒸乳鸽 ………… 195
　黄芪红枣茶 ………… 195

鹿茸 …………… 195
　五彩鹿茸汤 ………… 196

桑寄生 …………… 196
　桑寄生茶 ………… 197
　桑寄生玉竹母鸡汤 ………… 197

槐花 …………… 197
　槐花茯苓粥 ………… 198
　菊槐花绿茶 ………… 198

莱菔子 …………… 198
　莱菔子胡萝卜汁 ………… 199

三七 …………… 199
　三七麦冬茶 ………… 199
　三七首乌粥 ………… 200

第十二章　高血压病患者适宜的蛋奶品

酸奶 …………… 201
　山药苹果酸奶 ………… 202
　酸奶红薯泥 ………… 202

脱脂牛奶 …………… 202
　牛奶焖饭 ………… 203

芥蓝奶汤素烩 ………… 203

蜂蜜 …………… 203
　韭菜蜂蜜大米粥 ………… 204
　蜂蜜冰红茶 ………… 204

金银菊花降压茶 …………… 205

七彩蜜降压茶 ……………… 205

西瓜冬瓜皮降压茶 ………… 205

山楂降压茶 ………………… 205

双耳冰糖降压茶 …………… 206

萝卜葱白降压饮 …………… 206

生葛凉薯降压饮 …………… 206

玉米须降压饮 ……………… 206

杜仲核桃降压兔肉汤 ……… 206

海带菠菜降压汤 …………… 207

花生牡蛎降压汤 …………… 207

蘑菇降压汤 ………………… 207

蛋花空心菜降压汤 ………… 207

冬瓜牛奶降压汁 …………… 208

香菜水果降压汁 …………… 208

胡萝卜降压汁 ……………… 208

芙蓉荷叶降压饮 …………… 208

果菜降压汁 ………………… 209

杨桃降压汁 ………………… 209

皮蛋降压粥 ………………… 209

菠菜虾皮降压粥 …………… 209

燕麦橘瓣降压粥 …………… 210

葛根薏仁降压粥 …………… 210

红薯降压粥 ………………… 210

苹果蜜降压绿茶 …………… 210

决明枸杞降压茶 …………… 210

罗汉普洱降压茶 …………… 211

荸荠芹菜降压饮 …………… 211

百合冰糖降压茶 …………… 211

鲜奶草莓降压饮 …………… 211

绿豆荸荠降压饮 …………… 211

冰糖食醋降压饮 …………… 212

香蕉瓜皮降压汤 …………… 212

玉竹燕麦降压汤 …………… 212

海带绿豆降压汤 …………… 212

口蘑豆腐降压汤 …………… 212

核桃仁红枣降压茶 ………… 213

土豆蜜降压汁 ……………… 213

鲜芹菜降压汁 ……………… 213

生地瓜降压汁 ……………… 213

葡萄芹菜降压汁 …………… 214

菠菜芹菜降压粥 …………… 214

番茄橘子降压汁 …………… 214

白玉豌豆降压粥 …………… 214

三七大蒜降压粥 …………… 215

葛根绿豆降压粥 …………… 215

芋头红豆降压粥 …………… 215

第 一 章
揭开高血压的神秘面纱

血压究竟是什么

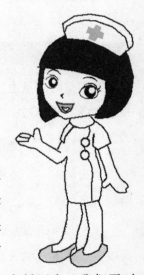

血压是由于血液的循环运动而形成的，其本身就处于一种不稳定的状态。血压还受多种因素的影响，任何一种因素的变化都可能导致其上升和下降，比如剧烈运动、过度紧张等，甚至饱食后也会使血压稍微上升。但是人体的血压应该始终保持在一个相对正常的范围内，太高或太低都会对身体产生不良影响。血压之所以有高低，是因为心脏跳动分为收缩和舒张两个时相，心脏收缩时，大动脉血管内会产生较大的压力，其压力的顶峰称为收缩压，也就是我们通常所说的高压；心脏舒张时，大动脉血管处于一种弹力回缩状态，动脉内压力下降，即为舒张压，即我们通常所说的低压。血液存在的高低压力，我们平时是感受不到的，只有通过血压计的测量，才能得知血压是否维持在正常水平。血液在体内流动的过程叫血液循环，通过血液循环，便可把养分输送到人体的各个组织，并将废料运走。所以维持正常血压是极其重要的。血压过低，氧和营养便不能正常运送到人体的各个组织；若血压过高，对身体健康也会带来不利影响，甚至会引起严重的疾病。

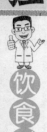
✚ 正常的血压值是多少

正常人的收缩压为 90~139 毫米汞柱，舒张压为 60~89 毫米汞柱，最理想的血压为收缩压低于 120 毫米汞柱，舒张压低于 80 毫米汞柱。当收缩压达到 130~139 毫米汞柱、舒张压达到 85~89 毫米汞柱时，便被视为"血压正常高值"。血压达到此程度者，将来发生高血压的概率较高，若同时有肥胖、嗜酒、过量摄入食盐、糖尿病等情况，那么患高血压的概率又会提高许多，因此具有以上情况的人群要提高警惕。通常来说，人体的正常血压为收缩压 90~139 毫米汞柱、舒张压 60~89 毫米汞柱，但是人体上下肢之间、双侧上肢或下肢之间的血压是有差别的，不同的人、不同时间的血压都可能有差别。当人们发现患有高血压时，不要紧张，应该先接受医生的检查，寻找病因。有些高血压病因经过根治后，血压就会恢复正常。

✚ 关注血压，不要忘了脉压

我们平时测量血压时，一看收缩压和舒张压均在正常范围，便以为血压是正常的。殊不知，脉压也是一项重要指标。正常成年人在休息状态下脉压为 30~40 毫米汞柱，小于 30 毫米汞柱或大于 40 毫米汞柱均属不正常。

✚ 脉压差增大的原因

现代医学研究发现，脉压异常者心血管发生意外的概率要较脉压正常者高得多。脉压差增大常见于单纯性收缩期高血压病患者。最多见于老年人，其原因主要是主动脉硬化，心脏收缩时硬化的主动脉不能适度扩张，使收缩压急剧增高；心脏舒张时主动脉回缩能力也减弱，不能充分推送血液前进，因而舒张压相对过低。收缩压表现为不成比例地增高，脉压差变大。除上述情况外，少数老年高血压病患者会出现收缩压增高和舒张压降低的现象，使脉压差更大。这是一种与单纯性收缩期高血压（舒张压正常）并不相同的情况。这种舒张压降低与降压药也没有关系，它的病理解剖和病理生理基础是主动脉瓣的老年退行性改变、瓣膜活动僵硬、关闭不严密，以致在心脏舒张期会有部分血液又从主动脉反流回心脏。这种"返工"当然是一种浪费，使心脏为此要多工作，耗氧量也要随之增加。而更重要的是，心脏收缩期，心肌本身张力很大，大量血液随着主动脉瓣的开放急剧流向外周组织，冠状动脉血液无法进入心肌组织。只有在舒张期，心肌放松了，主动脉瓣关闭，被回抽的血液因此被挤向主动脉瓣根部两侧的冠状动脉开口处，血液才能流入心肌，供给氧气和营养。而此时推动血液的动力正是舒张压，如果舒张压很低，冠状动脉血流也会减少。这种患者，由于脉压差太大，随着心跳，全身都会有一种搏动的感觉，脉搏跳动显得特别强，连指甲盖下面也可看到血色的改变，即心脏收缩时发红而舒张时发白。由于冠状动脉供血减少，患者易发生心绞痛。对于此类患者，适当地使用降压药能缩小脉压差，使病情得到改善。但对个别主动脉瓣病变非常严重、舒张压降得太低的患者，如条件许可，建议做主动脉瓣置换手术。由此可见，舒张压异常降低是一种病变的结果，并不是降压药造成的。

脉压差缩小的原因

在周围血管阻力不变的情况下，脉压差缩小的主要原因是心脏搏出血量减少，但对它的形成过程需要作具体分析。例如高血压病患者，由于周围动脉阻力增大，心脏必须加强收缩才能克服阻力，使血液保持正常。长久下去，心肌便会变得肥厚，最后心肌代偿功能降低而心输出量逐渐减低，脉压差就相应减少。除了心肌和心瓣膜本身的病变外，还有许多因素可影响心脏收缩力，特别是一些内分泌和体液因素。脉压差缩小的患者往往感觉很难受。这是由于此时各个重要器官普遍供血不足，以致患者出现头痛、胸闷憋气等症状。血压正常或偏低的人，如果脉压差低于30毫米汞柱，往往也会产生类似的症状，不少人还伴有虚弱无力等不适。对脉压差过小的人，应该仔细分析形成的原因，并作针对性处理。特别值得提出的是，对脉压差小的高血压病患者，应限盐并给予利尿剂。降压药虽然可用，但要注意有些药降低收缩压的作用比降低舒张压的作用强，对此类患者疗效不佳，有时反而因脉压差进一步缩小而加重症状。

✚ 影响血压的因素

血压是由于血液的循环运动而形成的，处于一种不稳定的状态。一天之中，血压并非固定不变的。通常，早晨醒来后，血压开始上升；随着日常活动的开始，血压慢慢升高，在午后两三点钟时达到最高；到了晚上，血压开始下降；睡眠期间，血压处于最低状态。这种现象称为血压的日差变动。那么影响血压升降的因素有哪些呢？

1. 体内的血压调节系统。

①压力感受器机制：正常人心脏、肺、主动脉弓、颈动脉窦、右锁骨下动脉起始部均存在有压力受体（感受器），位于延髓的血管运动中枢可以接受来自感受器的冲动，同时也可以接受来自视丘下部和大脑皮质高级神经中枢的冲动。汇集到血管运动中枢的冲动，经过调整处理，通过传出神经到达感受器，起到调节心率、心输出量及外周阻力的作用。当血压升高时，压力感受器兴奋性增强而发生冲动，经传入神经到达血管运动中枢，改变其活动，使降压反射的活动增强，心脏收缩减弱，血管扩张，外周阻力下降，血压下降并保持在一定水平；当血压降低时，压力感受器将冲动传入血管运动中枢，使降压反射活动减弱，心脏收缩加强，心排血量增加，血管收缩，外周阻力增高，血压升高。另外，在颈动脉窦和主动脉弓附近存在着化学感受器（受体），对于血液中的氧和二氧化碳含量极为敏感。在机体缺氧状态下，化学感受器受到刺激后反射性地引起呼吸加速，外周血管收缩，血压上升。

②容量压力调节机制：肾脏肾小球入球小动脉的肾小球旁器，其中的球旁细胞含肾素颗粒，当肾动脉下降时分泌肾素。当动脉血压下降时，刺激球旁细胞分泌肾素，激活肾素—血管紧张素—醛固酮系统，钠和水的回吸收增多，水钠潴留，直至血容量增加，血压回升为止；相反，如血压升高，则钠和水的排泄增加，使血容量缩减，心排血量减少，血压恢复正常。

③体液调节机制：血液和组织中含有一些化学物质，对心肌、血管平滑肌的活动以及循环血量均有调节作用。儿茶酚胺类（肾上腺素、去甲肾上腺素等）、肾素、血管紧张素、抗利尿激素等具有收缩血管作用，可使血压升高。缓激肽、前列腺素 E、心钠素等具有较强的扩张血管作用，使血压下降。

2. 年龄 年龄不同，血压也有区别。在成长期，随着年龄的增长，人的血压也会跟着升高；从成熟期到 40 岁左右，血压基本上稳定；到 50 岁以后，由于血管老化，血压就会逐渐升高。由于受身体素质及饮食生活习惯等因素的影响，有的人过了 50 岁血压也不怎么升高。

3. 季节变化。季节对高血压病患者的影响主要体现在夏、冬两季。高血压病患者的血压在夏季一般会轻微降低，而在冬季会明显升高，比夏季血压高约 12/6 毫米汞柱。研究表明，气温每降低 1℃，收缩压会升高 1.3 毫米汞柱，舒张压会升高 0.6 毫米汞柱。高血压病患者的血压之所以在夏季会有所降低，是因为炎热的天气使体表血管舒张、阻力下降、血流量增加。同时，夏天人体大量出汗导致血容量下降，这也是使血压下降的因素之一。高血压病患者的血压之所以在冬季会升高，是因为气温下降使人体内的肾上腺素水平上升，迫使体表血管收缩以减少热量的散发。同时，肾上腺素又能使心率加快、心输出量增加，导致血压升高。有些高血压病患者常因寒冷刺激导致血压急剧上升而发生脑卒中。所以，高血压病患者一定要重视季节因素对高血压的影响。

4. 性别。50 岁以前，男性的血压略高于女性；50 岁以后，女性由于受绝经期等诸多因素的影响，血压略高于男性。

5. 体格。血压因体格不同而有差别。体形高大、身材肥胖的人，通过心脏将血液输送至全身，所需的压力当然就比个子矮小的人大，故血压也会高一些。这就是为什么肥胖会影响健康的缘故。

6. 体位。在安静、心平气和的状态下，人的血压较低；而在劳动、情绪变化，以及进食、排便、剧烈运动时血压均会升高。

7. 循环血量。一般情况下，循环血量与血管系统容量相适应，使血管系

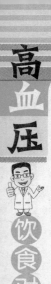
统内充盈有足够的血液，从而保证体循环平均充盈压。体循环平均充盈压是形成动脉血压的因素之一。假如循环血量减少或血管容量增大，就可能引起动脉血压降低，但是在循环血量增加或血管容量减小时也会引起动脉血压升高。

8. 气温。一般来说，天气寒冷时，血压会升高。因为，温度低的时候，交感神经兴奋，身体的毛细血管就会收缩，外周阻力增大，同时，心跳加快，心输出量增多，两者共同作用，使血压升高。研究表明，平时血压越高的人受到寒冷刺激时，血压上升得越快、越高，而高血压患者的收缩压甚至会上升 50~60 毫米汞柱。因此，高血压病患者一定要注意保暖，血压偏高的人也应该尽量避免寒凉刺激，比如冬天吃冷饮等。

9. 精神因素。情绪的急剧改变，如兴奋、惊恐、忧虑、精神紧张等，可使血压上升；而满足、安心、幸福时可使血压保持稳定。情绪变化影响血压，可能是因为大脑皮质对血管运动中枢的调节失调，以及儿茶酚胺分泌增加所致。一般情况下，影响情绪的因素一经解除，血压便迅速回到原来的水平。但若这种因素长期存在，就可能成为高血压的病因之一。

10. 心率。左心室每当收缩时进入主动脉的血液，一部分会在左室收缩期流至外周，其余的将在左室舒张期流到外周。在每搏输出量同外周阻力不变的条件下，如果心率加快，就会引起心室舒张期缩短，主动脉同大动脉弹性回流作用缩短了血液流向外周的时间。而且心室舒张期内流至外周的血液也就减少，故至心室舒张期末，主动脉内存留的血液增多，引起舒张期血压升高。因为动脉血压升高能引起血液流动速度加快，所以在心室收缩期内可有较多的血液流至外周，也就是说，心率加快时，收缩压升高不如舒张压升高显著，致使脉压变小。反之，心率减慢时，舒张压降低的幅度要比收缩压降低的幅度大，所以脉压增大。

11. 运动。缓慢而适宜的运动，可扩张周围小血管，使血压略有下降，这对高血压病患者是有利的。剧烈的运动和强体力劳动，可使血压升高，稍事休息后，血压即可恢复正常。主要是肌肉需血量增多、心输出量加大、肾上腺素分泌增加的原因。大便时屏气用力，也可使血压升高。过性生活时，血压起伏很大，高血压病患者必须谨慎。

12. 消化。在进食时血压通常可增高 0.67~1.06 千帕（5~8 毫米汞柱），且可持续 1 小时左右。舒张压通常不受影响或稍微下降，这是由于消化时，分布于腹腔内脏的血管扩张的缘故。

13. 其他因素。吸烟、饮酒、肥胖、饮食、服药，以及肾脏或副肾、胰腺、前列腺等器官分泌的激素都有可能引起血压波动。认识血压的波动性和各种影响血压波动的因素，对高血压的诊断和治疗有着重要的意义。我们不能仅凭一次随测血压读数来确定人体的血压水平，重复多次的血压检测对确诊高血压来说是非常重要的。

➕ 什么是高血压

每个人的血液都是处于压力之下的，否则就不能进行有效的血液循环，但血压过高会对动脉血管壁造成损害。如果这种损害长期存在，将增加冠心病、心力衰竭、脑卒中、视网膜出血或脱落、肾衰竭等疾病发生的危险性。高血压是上述严重疾病的一大病因，这是一种可以治疗的，并且可以在一定程度上预防的病因。如果你患有糖尿病或是吸烟的话，上述危险因素也会相应增高。世界卫生组织 1987 年建议使用的高血压诊断标准为：正常血压为收缩压≤18.7 千帕（140 毫米汞柱），舒张压≤12.0 千帕（90 毫米汞柱）。成人高血压为收缩压≥21.3 千帕（160 毫米汞柱），舒张压≥12.6 千帕（95 毫米汞柱），介于上述两者之间的为临界高血压。患者既往有高血压史，目前正在服用降高血压药，血压虽然低于 140/90 毫米汞柱，亦应该诊断为高血压。在造成严重的器官损害之前，高血压很少会引起不适的感觉。有时血压升高，但人却没有出现头痛、呼吸困难、心跳过速、头晕，或是其他任何与高血压有关的典型症状。有时，很多人在血压正常的情况下可能也会出现上述症状。诊断高血压时，必须进行多次测量，连续三次不同时间点所测血压都高于正常，才能确诊为高血压。仅一次测量血压升高尚不能确诊。此外，测量血压

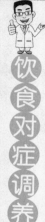
之前，被测者应至少安静休息 5 分钟，且 30 分钟内禁止吸烟，禁止饮用咖啡，排空膀胱。

高血压形成的基本原理

1. 精神原学说。该学说认为，人体会因内分泌和外部环境的不良刺激而引起反复的精神紧张和创伤，导致大脑皮质兴奋和抑制过程失调，皮质下血管舒缩中枢形成以血管收缩神经冲动占优势的兴奋灶，引起全身小动脉痉挛，周围阻力增高，导致血压升高。

2. 神经原学说。该学说认为，周围小动脉是自主神经系统调节血压反射弧的靶器官，当此反射弧出现异常情况时，可使周围小动脉痉挛而使血压升高。

3. 内分泌学说。该学说认为，肾上腺髓质激素中的去甲肾上腺素会引起周围小动脉收缩，肾上腺素会增加心脏排血量，肾上腺皮质激素会使水钠潴留，并影响血管的反应性，从而导致血压升高。

4. 肾原学说。该学说认为，肾小球旁细胞会分泌肾素，肾素可将血管紧张素原分解为血管紧张素 I，再经肺循环中转化酶的作用，转变为血管紧张素 II。血管紧张素 II 作用于神经中枢，增加交感神经冲动发放或直接收缩血管；同时刺激肾上腺分泌醛固酮，引起水钠潴留。肾素—血管紧张素—醛固酮系统是决定血压的重要因素。当肾缺血时，会使肾小球旁细胞的血流灌注压降低，致使肾素分泌增多，从而促使血压升高。

5. 遗传学说。该学说认为，高血压病具有单基因异常遗传特性，可能在某一生化机制中存在缺陷。也有人认为本病的异常遗传特性是多基因的，多个遗传因子通过不同的机制影响血压而引起总的血压升高。

6. 摄钠过多学说。该学说认为，钠潴留会使细胞外液增多，引起心排血量增加，小动脉壁的含水量增高，导致周围阻力增高；细胞内外钠浓度比值的变化会引起小动脉张力增高，致使血压升高。也有人认为在本病发病机制中钠的作用是有条件的，仅对有遗传缺陷的人起作用。

✚ 高血压对身体的危害

血压的高低是我们身体健康与否的一项重要指标，高血压是指体循环动脉血压增高到异常时的一种常见的临床综合征。由于血压过高会对心、脑、肾等重要器官造成伤害，引发相关器官病变，对身体健康和日常生活造成严重的影响，所以高血压常常伴随着一定的危险性，必须小心预防和应对。那么，高血压对身体都会造成哪些危害呢？

1. 对心脏的损害。高血压会增大人体外周动脉的阻力，使左心室的射血负荷加重，导致心脏需要以更大的压力把血液输送到人体的各个器官。心脏如此长期加大负荷地进行工作，会使左心室变得肥厚、扩张，最终可导致心脏因不堪重负而发生心力衰竭。临床调查发现，有一半以上因高血压引发的心力衰竭患者会在发病后 5 年内死亡。

2. 对大动脉的损害。高血压还可直接累及大动脉，使大动脉内膜的脂质沉积，最终可导致动脉粥样硬化的形成，因此高血压病患者常合并有冠心病。另外，若高血压累及主动脉，使其形成夹层动脉瘤，那么患者会因夹层动脉瘤破裂而迅速死亡。

3. 对血管的损害。高血压对血管的影响通过两种方式表现，一是破裂，二是粥样硬化引发阻塞。小血管较细薄，易发生破裂。通过流行病学调查和实验研究，目前认为血压升高与下列因素有关，如遗传因素、体重因素、吸烟、精神和心理因素等。

①遗传因素。许多临床调查资料表明，高血压是多基因遗传，在同一家庭高血压病患者集中出现，不是因为他们有共同的生活方式，主要是因有遗传因素存在。遗传性高血压患者有两种类型的基因遗传：具有高血压病主基因，随年龄增长必定发生高血压病。具有高血压病副基因，这些人如无其他诱发高血压病的因素参与则不发病，但目前如何从形态、生化或功能方面检测出这些遗传因素还是很困难的。

②体重因素。体重与血压有高度的相关性。有关资料显示，超重、肥胖者高血压病患病率较体重正常者高 2 ~ 3 倍。前瞻性研究也证明，在一个时期

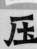

内体重增长快的个体，其血压增长也快。我国的人群研究结果无论单因素或多因素分析，均证明体重指数偏高，是血压升高的独立危险因素。

③营养因素。近年来有关膳食结构与血压调节之间的关系研究较多，而比较多的研究认为，过多的钠盐、大量饮酒、膳食中过多的饱和脂肪酸或不饱和脂肪酸与脂肪酸比值过低，均可使血压升高，而膳食中有充足的钾、钙、优质蛋白质可防止血压升高。

④吸烟。现已证明吸烟是冠心病的三大危险因素之一。吸烟可加速动脉粥样硬化，引起血压升高。据测：吸两支烟10分钟后由于肾上腺素和去甲肾上腺素的分泌增加，而使心跳加快，收缩压均升高。吸烟者易患恶性高血压，且易死于蛛网膜下腔出血，而且尼古丁影响抗高血压药的疗效。所以，在防治高血压病的过程中，应大力宣传戒烟。

⑤精神和心理因素。调查发现从事紧张度高的职业，如司机、售票员，其高血压病患病率高达11.30%，其次是电话员、会计、统计人员，其患病率达10.2%。说明高血压病可能是遗传、营养、体重及社会心理等多种因素综合作用的结果。

4. 脑的损害。高血压是引起脑卒中的重要危险因素。在长期高血压的作用下，脑部的小动脉严重受损。脑动脉硬化、小动脉管壁发生病变，管壁增厚，管腔狭窄，当脑血管管腔狭窄或闭塞时，很容易形成脑血栓。微小血管堵塞，形成腔隙性梗塞，致使脑萎缩，可发展成为老年性痴呆。因为脑血管结构较薄弱，在发生硬化时更加脆弱，容易在血压波动时出现痉挛。脑血管发生一时或间歇性的痉挛可导致脑部组织缺血而产生头痛、暂时性失语、失明、偏瘫等，一般在24小时可得到恢复。如痉挛持续时间较长，超过24小时，可能引起脑部水肿和颅内压升高，患者会出现剧烈头痛、呕吐、抽筋、血压急剧升高、昏迷等。出血性脑卒中是由于血压过高迫使血管破裂而致。脑卒中的发生和血压有着密切的关系。现已证明降压治疗对降低脑卒中发生率特别有效，舒张压下降5～6毫米汞柱，可使脑卒中发生率下降约40%。

5. 对肾脏的损害。泌尿系统就像是人体的下水道，排出体内的废水，而肾脏就是这一系统的中枢。高血压对肾脏的损害主要是从细小动脉开始的，一旦高血压引起的肾脏损害到了肾功能代偿不全的时候，这种损害就是不可逆转的。

6. 对眼睛的损害。高血压对眼睛所造成的并发症，来自于血管病变。当视网膜上的血管系统发生病变，无法提供足够的养分维持眼睛正常的功能，眼底并发症因此产生，如眼动脉硬化、痉挛、眼底出血或渗出液体、视乳头水肿等。

7. 造成并发症。据报道，60%以上的冠心病患者、80%以上的脑梗死患者、90%以上的脑出血患者都合并高血压病。长期的高血压病，还可以造成严重的肾病和心力衰竭。高血压病、糖尿病、血脂异常及肥胖共同组成的"X综合征"，在医学界号称为"死亡四重奏"，近年来日益引起人们的注意。高血压病与动脉粥样硬化是一对"孪生兄弟"。高血压病可以促进动脉硬化的发生；动脉硬化后，血压会变得更高。如果动脉硬化发生在心脏自身的血管——冠状动脉，就会发生冠心病；如果发生在脑动脉，则可发生脑卒中。目前，脑卒中的死亡率非常高，在我国人口死亡原因中，已经处于第一位，每年将近1/4的死亡人口都是死于脑卒中，这是其他任何一种疾病都不能相比的。有些患者侥幸不死，也会留下偏瘫的后遗症，给患者带来了痛苦，给家庭和社会增加了沉重的负担。这些疾病潜伏于青少年时期，随着年龄的增长而逐渐加重，中年以后才出现明显症状。到那时再治，就悔之晚矣！一过性的高血压并不可怕，但长期的高血压病会导致心、脑、肾等重要器官的并发症，从而危及生命。研究证实，血压水平，不论是收缩压还是舒张压，均与脑卒中、冠心病、心力衰竭和肾脏病变的危险性呈连续的正相关。现代医学研究表明，高血压病的最主要危害在于，长期未经良好控制的高血压会引起心血管系统、脑血管、肾脏、眼睛等重要器官的一系列并发症。这些并发症轻者造成劳动力丧失，生活不能自理，生活质量极差；重者可造成死亡。上述并发症一旦出现，在治疗上也非常

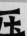
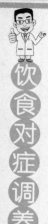

棘手，不但费用昂贵，而且疗效往往不好。因此对于高血压病的治疗，一方面要降低血压、控制症状，更重要的是要预防并发症的发生。

+ 高血压不等于高血压病

在现实生活中，不少人常把高血压和高血压病混同起来，认为只要发现高血压就是高血压病，或者把高血压病简称为高血压，其实它们是两种不同的概念。高血压只是一个症状，不能算是一种独立的疾病。许多疾病如急、慢性肾炎、肾盂肾炎、甲状腺功能亢进、嗜铬细胞瘤、柯兴氏综合征、原发性醛固酮增多症等，都可能引起血压升高的现象。但由于这种高血压是继发于上述疾病之后，通常称为继发性高血压或症状性高血压。高血压病是一种独立的疾病，又称原发性高血压，占高血压病患者的90%以上。其发病原因目前尚不完全清楚，临床上以动脉血压升高为主要特征，但随着病情加重，常使心、脑、肾等脏器受累，发生功能性或器质性改变，如高血压性心脏病、心力衰竭、肾功能不全、脑出血等并发症。

+ 高血压病的主要症状

高血压病的症状往往因人或病期而异。一般来说，患者在生病早期多无症状或无明显症状，只是在做体格检查或无意测量血压时才发现。此外，症状与血压升高程度也无一致关系，有些人血压不太高，症状却很多；而另一些人的血压虽然很高，但症状不明显。在临床上，高血压病的典型症状有：头昏、头痛、耳鸣、记忆力下降、恶心、工作效率低下等。当然，不同的患者有不同的症状，但绝大多数患者以身体症状为主。身体症状主要分为以下9种症状：

1. 头痛、头胀。感到头痛、头胀并不能肯定就是高血压或脑出血的前兆，因为头痛的原因相当多，诸如感冒、睡眠不足、饮酒过量或吸入二氧化碳等。然而，高血压引起头痛的情形颇为常见，同时也是高血压进展程度的重要症状之一。高血压所引起的头痛，其部位是以全头部的自觉疼痛为主，少见有固定部位的疼痛；其疼痛性质以发胀、冲逆、昏沉、钝痛等特征为主，有时还会感到恶心、想吐。所以患有这些症状的人，一定要去医院检查治疗。

2. 头晕、眩晕。头晕是高血压病的常见症状。有时是一时性的，常在突然站起来或蹲下时出现。有时是持续性的，头部有持续的沉闷及不适感。高血压引起的眩晕，易失去平衡感，这种症状若发生在老年人身上并频频出现时，就要特别加以注意。因为这种症状可能是脑卒中的前兆。

3. 烦燥、心悸、失眠。高血压病患者性情大多比较急躁，遇事敏感、易激动，所以心悸、失眠等症状比较常见。失眠主要表现为入睡困难或早醒、睡眠不实、噩梦纷纭、易惊醒，这与大脑皮质功能紊乱及自主神经功能失调有关。

4. 耳鸣。由于高血压引起的耳鸣，往往发生于双耳，并且耳鸣严重，持续时间较长。外在环境安静，但是患者常常感觉耳中有蝉鸣或其他声响，多由贫血、睡眠不足、疲劳或神经系统疾病引起。若耳鸣十分严重，而且持续时间很长，最好请医生做详细检查，以查清病情。

5. 四肢麻木。常见手指、足趾麻木，皮肤如蚁行感，肌肉紧张、酸痛等。有一些患者常会有手指麻木及颈背部肌肉酸痛、紧张等症状，故有时被误诊为神经炎、风湿痛。部分患者常感手指不灵活。一般经过适当治疗后可以好转，但若肢体麻木较顽固，持续时间长，而且固定出现于某一肢体，并伴有肢体乏力、抽筋、跳痛时，应及时到医院就诊，预防脑卒中发生。

6. 注意力不集中。记忆力减退早期多不明显，但随着病情发展而逐渐加重，主要表现为注意力容易分散，很难记住近期的事情，但对过去的事却记忆犹新。这种症状颇令人苦恼，故常成为促使患者就诊的原因之一。

7. 出血症状较少见。由于高血压可致脑动脉硬化，使血管弹性减退、脆性增加，故容易破裂出血。以鼻出血较为多见，其次是眼底出血、结膜出血、脑出血。鉴于此，当出现头晕、头痛或上述其他症状时，都要考虑是否得了高血压，并经常测量血压。如果确诊为高血压病，就要早治疗、早服药，避免病情恶化。

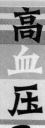
8. 肾脏病变。长期高血压可以导致肾小动脉硬化。肾功能减退时，可引起夜尿、多尿，尿中含蛋白、管型及红细胞。尿浓缩功能低下时可出现氮质血症及尿毒症。

9. 全身疼痛。除了颈部之外，腰部、背部也会因为血液循环不顺畅而感觉疼痛。若晚上睡觉时，肌肉没有充分放松，隔天可能会感觉脖子僵硬。一般人到了中年普遍都有腰酸背痛的现象，并不局限于高血压病患者。当感觉肌肉酸胀时，可做伸展运动，舒缓紧绷的肌肉组织。若长期感觉疼痛，应及时去医院就诊。

✛ 中医如何看待高血压病

中医关于高血压病的辨证分型，也做了不少研究。有阴阳分型的，有根据脏腑分型的，也有根据虚实分型的。总的来说，中医将高血压病分为以下几种类型。

1. 风阳上亢型高血压。风阳上亢型高血压患者的常见症状主要表现为头痛、头晕、耳鸣、眼花、双手颤抖、肌肉抽搐、全身麻木、舌尖发红等。此种类型高血压病患者适宜采用平肝熄风的治疗方法。

2. 肝阳上亢型高血压。以血压升高兼见眩晕，伴头目胀痛、面红耳赤、烦躁易怒、舌红苔黄、脉弦数为辨证要点。宜用平肝潜阳、滋养肝肾的治疗方法。

3. 痰火内盛型高血压。痰火内盛型高血压患者的常见症状主要表现为头痛、头胀、眼红、眼花、脸红、肥胖、小便赤黄、舌苔黄腻等。此种类型高血压病患者适宜采用清热化痰的治疗方法。

4. 痰浊上扰型高血压。痰浊上扰型高血压在高血压病的发病过程中，一般多见于晚期。由于痰浊内阻，蒙蔽清窍，或痰郁化火、痰火上扰，导致血压升高、痰证产生。应用疏肝涤痰的治疗方法，以收到涤痰化浊、熄风降压之效果。

5. 阴虚阳亢型高血压。此类型的高血压病患者在临床上表现为火气大、脾气暴躁，有头重脚轻之感。该类型的高血压多以头晕眼花、耳鸣心悸、腰酸背痛、脉搏沉细、舌苔薄黄等为典型症状。对于此类患者应该采取以滋阴平肝为主的治疗原则。也就是说，要给身体补充适量水分，从而降低血液黏稠度，通过净化血管壁来达到降低血压的目的。这种类型的高血压患者可在医生指导下选用杞菊地黄丸、天麻钩藤饮等药物以减轻头晕眼花的症状。

6. 阴阳两虚型高血压。阴阳两虚型高血压患者的常见症状为头痛、头晕、耳鸣、眼花、口干、手脚冰冷、呼吸气短、腰膝酸软、心慌、失眠、夜尿增多等。此种类型高血压病患者适宜采用补阴助阳法治疗。

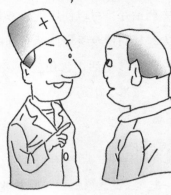

7. 冲任失调型高血压。冲脉、任脉是人体的两个脉络，与脏腑间接相连。其中，任脉对人体至关重要，它掌管着全身精、血、气、津液的正常运行。冲任二脉可以说是人体气血的调节器与输送器，一旦冲任失调，就会引起头晕耳鸣、焦躁易怒、手脚发热、记忆力减退等症状。这种病症近似于肝肾阴虚型高血压。对于女性而言，倘若冲任二脉失调，会因为气血无法维持身体的正常运行而出现失眠多梦、精神萎靡不振、月经失调等症状。出现这类现象时，不要单纯地服用治疗妇科疾病的药物，服用补气血的药物是首选。冲任失调型高血压患者可以在医师指导下选择服用二仙汤等药物来进行治疗。

8. 肾精亏虚型高血压。肾乃造血之本，由肾精亏虚引起的高血压，通常会出现面色苍白、听力减退、视力模糊、遗精早泄、性功能衰退、夜尿频多、尿不尽等症状。这种类型的高血压病患者多以老年人居多，主要是由于老年人精力、体质下降，加之缺乏锻炼，以及长期大量服用各种类型的抗生素类药物而引起的。针对此类型的高血压，不宜选用西药进行治疗，而应该选用毒副作用小的中药进行调理。可以选择用附子、川芎、三七、制首乌等药物煎熬成药膏，敷在三阴交、命门、关元等穴位上进行调理。

9. 气虚型高血压。气的强弱决定着生命力的强弱。人在气血虚弱的情况下会出现血压升高的现象，主要是因为当气血中的含氧量较低时，就无法正

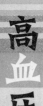
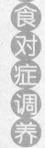
常补足大脑所需的氧，从而造成血液运输氧的难度增大而使血压升高。因此，气虚型高血压患者经常会出现大汗淋漓、四肢无力、易困易乏、脸色苍白、舌苔白、脉象虚弱的症状。对于此类患者而言，健脾补气最为关键。如果采取中药治疗，可以使用气血双补的药物，在补气血的同时增强血液运输氧的能力，从而使全身经血运行通畅。气虚型高血压患者除了用中药进行调补以外，在日常生活中，还应该多吃些补气补血的食物，如红枣、桂圆、花生、莲子、薏米、山药等。

高血压的分类

1. 原发性高血压。原发性高血压又叫高血压病，简单地说，就是血液在血管中流动时的阻力增大，导致心脏很难把血液输送进血管的一种疾病。患者的血压长期过高，会影响心、脑、肾的功能，最终可导致这些器官衰竭。高血压病的发病机制至今还不明确，可能是多种因素共同作用的结果。现在公认的一个理论是：遗传因素 + 环境因素 = 高血压病。

2. 继发性高血压。继发性高血压又称症状性高血压，约占高血压病患者总人数的5%。其病因明确，如能及时诊断，彻底去除病因，血压基本可以得到控制，部分患者可以根治。继发性高血压病患者在未能找出真正致病病因之前，若按高血压病进行防治，即使经过合理的非药物治疗及正规的降压药物治疗，血压也难以得到控制，不仅浪费大量医药资源造成经济损失，更重要的是会贻误病情。若不能去除继发性高血压的致病病因，则有心脑血管意外发生的危险，甚至死亡。相反，若能及时确诊，找出继发性高血压的病因，予以有效措施，去除病因（包括手术治疗），患者血压大多可恢复正常。所以临床上对继发性高血压的诊断与治疗应给予足够的重视。

高血压病的分期

根据高血压病情进展，可以把高血压病分为3期。第一期：表现为收缩压140～159毫米汞柱，舒张压90～99毫米汞柱。肾功能暂时正常，没有蛋白尿、血尿及管型尿，脑血管也没有异常情况，心脏也没有扩大，仅仅表现为血压升高。第二期：表现为收缩压160～179毫米汞柱，舒张压100～109毫米汞柱。患者伴有左心室肥大、眼底动脉痉挛或狭窄、尿蛋白或血肌酐轻度升高的现象。第三期：表现为收缩压180毫米汞柱以上，舒张压110毫米汞柱以上。患者伴有脑出血、脑梗死、心功能不全、肾衰竭、尿毒症、眼底出血或渗出及视神经乳头水肿。

高血压病的临床表现分类

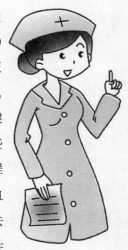

1. 缓进型高血压。缓进型高血压起病隐匿，病情发展缓慢，病程较长，可达数十年。缓进型高血压多见于40岁以上的人，早期可无任何症状，偶尔在查体时发现血压升高。个别患者可突然发生脑出血，此时才发现高血压。但多数早期高血压病患者，常出现头痛、头胀、失眠、健忘、耳鸣、眼花、记忆力减退、心悸、乏力等症状，这些症状部分由于高级神经功能失调所致，其轻重与高血压程度不一致。早期高血压往往是收缩压和舒张压均升高，血压波动较大，易在精神紧张、情绪波动和劳累后增高，去除病因或休息后，血压能降至正常，称之为波动性或脆性高血压阶段。这类患者经休息后不能恢复正常，需要服用降压药物治疗。收缩压明显升高时，表明合并有主动脉硬化。后期血压持续在较高水平，伴有心、脑、肾等器官的器质性损害和功能障碍。

2. 急进型高血压。急进型高血压又称恶性高血压，占高血压病的1%左右，可由缓进型突然转变而来，也可起病时即为急进型。急进型高血压多在青年中发病，男女之比约为3：1，其表现与缓进型高血压相似，但各种症状明显，病情严重，发展迅速，以视网膜病变和很早出现的肾衰竭为特点，血压显著升高，常于数月至一两年内出现严重的脑、心、肾损害。

高血压病的血压水平分类

这种分类方法可以让我们清晰地了解高血压病的不同血压水平，需要注意的是，血压是否正常是人为划定的界限，它会随着人们对血压的进一步认识而不同。

1. 正常血压。凡是正常成年人，收缩压应小于或等于 120 毫米汞柱，舒张压应小于或等于 80 毫米汞柱。

2. 正常高值。收缩压在 120～139 毫米汞柱、舒张压在 80～89 毫米汞柱为正常高值。

3. 高血压。如果成年人收缩压大于或等于 140 毫米汞柱，舒张压大于或等于 90 毫米汞柱，为高血压。

高血压病的人群分类

1. 儿童高血压。血压常被认为是成年人的"专利"，实际上儿童高血压并不少见，而且近年来有逐渐增加的趋势。据报道，美国和日本儿童高血压发病率分别为 14.1% 和 13.3%。北京儿童医院对 5000 名 6～18 岁的儿童和青少年进行血压普查时，发现血压偏高者占 9.36%。事实上，3～7 岁幼儿舒张压超过 80 毫米汞柱，8～14 岁幼儿舒张压超过 85 毫米汞柱时，就可认为是血压异常了。儿童高血压可表现为头晕、眼花、头痛、抽风、呕吐、呼吸困难、心力衰竭等。1/3～1/2 的儿童并无任何症状，甚至当血管舒张压大于 120 毫米汞柱时，也无异常表现。由于儿童群体的特殊性，他们不会或是很少能正确地描述自己的不适，再加上人们对高血压的认识存在误区，认为高血压只有老年人才会得，因此儿童高血压不像成人高血压那样受到重视。引起儿童高血压的原因很多，若不及时加以治疗，后果是很严重的。儿童高血压也分为原发性高血压和继发性高血压两种，继发性高血压常见于下列原因：

①血管疾病：主要见于先天性心脏病患儿，如患有先天性主动脉狭窄的孩子，常有严重的高血压。因为循环功能较差，所以孩子的个子大多长不高。

②肾脏疾病：较为常见，如先天性肾脏发育不全、先天性泌尿道畸形、肾动脉狭窄、急慢性肾小球肾炎、隐匿性肾炎、肾盂肾炎等。一般患者早期症状较轻微，主要表现为发育迟缓、面色苍白、消瘦等，随着病情发展，可发生严重的肾性高血压。

③内分泌疾病：引起血压增高的内分泌疾病有肾上腺皮质增生、肾脏肿瘤等。临床上患儿常表现为发育迟缓、面色绯红、汗毛多而黑长，尤其前额和背部更为明显。

④维生素D过剩：在儿童生长期，为了预防佝偻病，给孩子补钙时若长期使用维生素D制品，如注射维生素D或口服鱼肝油等，会促使大量钙沉积于肾脏和大血管，引起肾钙化和大血管钙化，也会引起高血压。

肾钙化也常影响正常发育，使孩子长不高。儿童原发性高血压病因不清，可能与下列因素有关：

①神经内分泌因素：小儿的大脑、中枢神经系统处于发育不完善时期，容易兴奋和疲劳。对于神经脆弱的儿童来说，若受到家庭、学校、社会环境因素中的不良刺激，如家庭不和、父母离异、常受呵斥打骂、作业过重等，会使大脑皮质兴奋和抑制失衡，容易在皮质下血管舒缩中枢形成以血管收缩神经冲动占优势的兴奋灶，引起全身小动脉痉挛及周围阻力增加，导致血压升高。不良刺激还会造成自主神经系统紊乱，调节失灵，引起体液内分泌激素的改变。交感神经兴奋促使肾上腺髓质分泌过多的肾上腺素和去甲肾上腺素，引起血压升高。小动脉血管长时间的痉挛，血液循环不良，导致脏器缺血，尤其是肾缺血时肾小球旁细胞分泌肾素增多，进入体循环后作用于血管紧张素原，形成血管紧张素I及血管紧张素II，更加重了全身小动脉痉挛。同时，还会促使醛固酮分泌增多，钠和水潴留，使血容量增多，从而使血压顽固性升高。

②遗传因素：这是儿童高血压发病的一个重要因素。据报道，父母患有高血压病，其子女发生高血压的概率是父母无高血压的2倍，父母一方是高血压病患者，子女中有1/3可能发生高血压病。

③营养因素：高糖、高脂饮食及营养过剩等引起的肥胖症也是儿童高血

压发病不可忽视的重要因素。一个人的血压随着体重增加而上升，体重每增加9千克，舒张压即升高4毫米汞柱。患肥胖症的儿童高血压发生率是正常体重者的2～6倍，因此儿童期肥胖症也是不可忽视的一个高血压危险因素。总之，血压正常与否，不仅是成年人应该关心的，对于儿童特别是有高血压家族史、发育迟缓、个子不高的小胖墩，应定期测量血压，发现异常时，及时请医生诊治。特别需要提出的是，儿童高血压中，继发性高血压约占80%，积极寻找高血压的病因对儿童尤为重要，因为有些继发性高血压去除病因后是可以治愈的。

2. 青年高血压。近年来发现，青年人患高血压的比例在逐渐提高，高血压也成为青年人不可忽视的常见病。青年高血压的发病率，在青年人中占15%左右。其中80%左右为原发性高血压（即高血压病），部分老年高血压可能是青年高血压的延续和发展。青年高血压分类中，继发性高血压比例较中年人、老年人均高，约占20%。青年高血压，有不少患者并没有明显的临床表现，有一些患者虽有临床症状，但没有引起足够的重视，相当多的人只是在偶然体检中被发现。青年高血压病患者，因发病的时间较短，内脏功能受损较轻，但血压的波动性较大。部分青年高血压病患者，血压可迅速升高，甚至可发展成为恶性高血压；有些患者，因用药不当，可形成顽固性高血压。

3. 中年高血压。中年人的工作、生活都比较繁忙和紧张，参加体育锻炼的时间或机会减少，又到了容易发胖的年龄，故中年是处于该病发展的重要阶段。中年高血压分类中，以原发性高血压（即高血压病）为主，约占中年高血压的90%左右，而继发性高血压在5%～10%。随着年龄的增加，高血压的发病率增加。高血压病的发病年龄，以30～60岁为多见，第一次发现高血压的年龄高峰为40～49岁，且多数又属于第二期或接近第三期，即发现病情时就较严重。中年高血压，有不少患者并没有明显症状，有些虽有某些症状却并没有引起重视，相当多的人只是在偶尔体检中被发现。已发现高血压者，也没有采取必要的防治措施，故易贻误病情。部分老年性高血压病，是青、中年高血压病的延续和发展。

4. 老年高血压。我国高血压病患者人数已经超过1亿，其中老年人占60%～70%。收缩期高血压是老年高血压中的一种常见类型，主要转归为脑血管病。大部分属于收缩压增高，而舒张压在正常范围。这些老年人一般体形偏瘦，体重随着年老自然减轻。长寿老人随着年龄增长，血容量减少，心脏收缩能力下降，排血量减少，血压有下降趋势，不会太高。血压一般在白天高、夜间低，而老年高血压中，夜间血压不降低的人增多。而且相反，在夜间血压下降过多的，早晨高血压型也出现增多。这样，血压易波动成了老年高血压的一个特征。

5. 更年期高血压。高血压病是常见病，人的血压随年龄增长有所增加。在生理情况变动时，亦有一定幅度的波动。少数更年期女性由于雌激素水平的下降速度较快，交感神经系统兴奋，血管舒缩中枢调节异常敏感，细小血管容易痉挛，痉挛严重时则血压暂时升高，这称为更年期高血压。这类高血压病主要表现为收缩压上升，舒张压改变较少或无，眼底、心脏和肾脏无受累表现。高血压病的表现形式并不固定，用镇静剂或雌激素治疗无效。未经治疗，血压可在更年期末恢复正常。更年期多在50岁左右到来，正值高血压有关发病因素——动脉硬化出现的年龄，因此绝经后的高血压病患者应当查明原因，不能简单将其归类为症状性高血压而掉以轻心。查明无器质性病因时，可以考虑与更年期有关，否则应针对病因采取相应治疗措施。

6. 妊娠高血压。女性在怀孕的中后期可能会发生一种叫妊娠高血压综合征的疾病，简称妊高征。妊高征对孕妇和胎儿都具有一定的危害性。临床表现为：全身水肿、恶心、呕吐、头痛、视力模糊、上腹部疼痛、血小板减少、凝血功能障碍、胎儿生长迟滞或胎死腹中。妊娠高血压综合征易引起胎盘早期剥离、心力衰竭、凝血功能障碍、脑出血、肾衰竭及产后血液循环障碍等。而脑出血、心力衰竭及弥散性血管内凝血为妊娠高血压综合征患者死亡的主要原因。妊娠高血压综合征的防治目的是减少围生期母婴死亡率。孕妇在孕期一定要定期做检查，千万不要忽视早期症状，因为早期轻度的妊高征经过积极有效的治疗是可以治愈的。

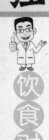

高血压 饮食对症调养 ——专家教你怎样吃降低高血压

其他类型高血压分类

1. 体位性高血压。当人在站着或坐着时，由于瘀滞在心脏水平面以下部位静脉血管池内的血液过多，使回流心脏的血流量减少，导致交感神经过度兴奋，小动脉长期处于收缩或痉挛状态，这样就会造成血压升高。对于体位性高血压，一般不需要使用降压药物治疗，而是应加强体育锻炼，提高肌肉丰满度。个别症状稍微明显的，可适当服用脑复康、肌苷、谷维素等调节神经即可。体位性高血压一般很容易预防，没有长期不良后果，但在诊断时，应当仔细辨别是否为体位性高血压，以免采用错误的治疗措施，从而影响身心健康。

2. 结缔组织性高血压。结缔组织性高血压是指因结缔组织疾病而引起的高血压。结缔组织疾病患者常同时伴有高血压。结缔组织疾病患者的高血压患病率明显高于正常人。由于肾脏损害、肾血管炎和肾功能不全而出现肾性高血压。结缔组织性高血压，可以是一过性的，也可以是持续性的；可以是缓进性的，也可以是急进性的。这种高血压的治疗要与原发病的治疗同时进行。

3. 睡眠性高血压。在高血压病中，还有一种特殊的高血压，叫睡眠性高血压。这种高血压常在睡眠时或睡醒后血压升高。其发病原因可能与睡眠时呼吸浅慢、暂停、心率快慢波动、血氧饱和度下降、二氧化碳浓度升高而导致的交感活性增高有关。多见于阻塞性睡眠呼吸暂停综合征的患者和鼾症伴有睡眠呼吸暂停的患者。对睡眠性高血压的治疗，主要是矫正气道阻塞的呼吸暂停。一般在气道梗阻解除后，大多数患者的血压会明显降低，甚至降至正常。所以，睡眠时应采取右侧卧位，尽量避免或者减少打呼噜、憋气，以免呼吸暂停而致血压升高。同时还应注意睡前勿吸烟，不喝酒，不服安眠药，保持鼻道通畅，不用嘴呼吸。一旦发生睡眠性高血压要及时到医院诊治。手术切除增生的扁桃体、多余的咽壁脂肪组织或做悬雍垂咽腭成形术，扩大咽部呼吸道，可达到气流通畅的目的。

4. 假性高血压。我们所说的血压，是指用血压计从体外间接测量所得到的血压值，需要通过气囊施加压力于某一肢体上（上臂的肱动脉）以阻断血流，然后放气，同时监听动脉的搏动音，听到动脉搏动音时为收缩压，动脉搏动音消失时为舒张压。但如果患者的动脉壁硬化到了像硬橡皮管子一样时，就不易用一般正常压力来阻断血流，只有用很高的压力才能压扁血管，阻断血流。近年来已证实，某些老年患者间接测量血压很高，但如果用直接法测量却都正常。对这样的"高血压"，我们称之为假性高血压。假性高血压可通过直接动脉内测压而得到确诊，或者增加气囊内压力使其远超过桡动脉压，此时假性高血压病患者由于其动脉管壁的硬化就可触摸到条索状的桡动脉，而动脉管壁尚软的患者就触摸不到桡动脉。假性高血压的发生概率并不高，但随着年龄的增长其发生率有增加的趋势。因此，对于周围动脉很硬、血压也很高的高血压病患者，如果未发现有明显的脑、心、肾等重要器官损伤的表现，应考虑假性高血压的可能。假性高血压的患者由于器官的血管也有动脉硬化，因此常伴有器官供血不足，同时其舒张压也不是很高，不易耐受降压治疗，服用抗高血压药物治疗时还可能会出现严重并发症。假性高血压患者在未确诊前不宜贸然进行降压治疗。确诊后应同时对动脉硬化和器官供血不足进行治疗，消除动脉硬化的易患因素，逆转动脉硬化，从而保护脑、心、肾等重要器官的功能。

5. 肥胖性高血压。有一部分高血压人群体形肥胖，其体重指数［体重（千克）/身高^2（米）］>27 或肥胖度［超重体重值（千克）/标准体重（千克）×100%］>25%，只要控制热量摄入及减轻体重就可使血压明显下降或接近正常，这种高血压称为肥胖性高血压。多项研究证实，肥胖与高血压有关。近年来，随着生活水平的提高，超重者越来越多。在成人、青年、儿童中都发现肥胖伴随高血压的现象。其可能的发病机制与摄食过多和摄钠过多有关。肥胖的个体对代谢需求增加，为满足机体代谢需求量的增加，心脏输出量、全血容量以及血管阻力均增加，促进高血压的发生。此外，肥胖者可能的遗传及环境因素、细胞膜不正常，与肾上腺皮质类固醇或糖类有关的一些内分泌代谢异常、高胰岛素、高血糖和高血脂也会使血压升高。大多数研究证实，这类高血压病患者大多数为轻、中型高血压，血压随着热量摄入减少、体重减轻从而下降。少数血压过高者，并发其他疾病时要加用药物治疗。

6. 盐敏感性高血压。早在 20 世纪 60 年代初，人们研究发现，给动物饲以高盐饮食后呈现两种不同的血压反应，并具有遗传性。20 世纪 70 年代末，国外学者依据高血压病患者对高盐摄入的血压反应，首先提出了盐敏感性高血压的概念。盐敏感性高血压可定义为相对高盐摄入所引起的血压升高。高血压的盐敏感性随年龄增加而增加，特别是高血压病患者，饮食盐的摄入是影响血容量和血压的重要因素，可通过一系列血压调控机制、包括肾素—血管紧张素、交感神经系统的活性以及各种盐皮质激素的参与，以保持血压稳定。

7. 顽固性高血压。大多数高血压病患者经过抗高血压药物治疗后，血压可以控制在满意水平，而少数高血压病患者尽管接受了较大剂量的药物联合治疗，其舒张压仍持续增高，保持在 15.2 千帕（115 毫米汞柱）以上，称为顽固性高血压。顽固性高血压的病因比较复杂，主要有以下几个方面：

①饮食不当：有些顽固性高血压病患者是饮食不当造成的。即患高血压病后不注意控制饮食，如烟、酒、糖、肥肉、动物内脏等一概不忌，影响了血管弹性，加重了动脉硬化，导致血管痉挛，使血压居高难下，即使服降压药效果也不佳。

②用药不当：用药单一，忽视了药物的综合治疗，也往往是高血压久治不降的原因，所以，高血压病患者要注意联合用药。同时，还应注意坚持用药，既不可见好就停药，也不可因血压不降而放弃治疗。顽固性高血压病患者往往要终生服药。

③体重超重：对于肥胖型高血压，肥胖程度往往与血压升高呈正比关系，此类高血压病患者如果单纯依靠降压药物治疗，而不减轻体重，血压下降往往不理想，所以，这类患者除坚持降压治疗外，还应注意减肥。

④精神欠佳：血压升高与精神状态不佳有密切关系。因为情绪不稳，交感神经处于紧张状态，使体内儿茶酚胺类物质分泌增多，血管处于收缩状态，

所以血压久治不降。因此，高血压病患者要注意自我调节，保持心情愉快，克服急躁情绪。

　　⑤运动过少：一些高血压病患者不爱运动，或运动量过小，吃了睡，睡了吃，单纯依靠药物降压治疗，血压常久治不降，因此，高血压病患者应加强体育锻炼。体育锻炼不仅可降压，还能除脂减肥，调节心理平衡，改善精神紧张状态。对于顽固性高血压，只要能找出血压不降的原因，进行合理治疗，久治不降的血压多能得到改变。

　　8. 白大衣性高血压。白大衣性高血压（简称 WCH），是指患者在医生诊室测量血压时血压升高，但在家中自测血压或 24 小时动态血压监测时血压正常。这是由于患者见到穿白大衣的医生后精神紧张，血液中出现使心跳加快的儿茶酚胺，同时也使某些血管收缩，增加外周阻力，从而导致血压上升。这种"白大衣性高血压"可能是处于正常血压与高血压之间的一种中间状态。如果患者在医院测血压高于正常标准，而 24 小时平均血压正常，则可诊断为白大衣性高血压。

　　9. 高原性高血压。顾名思义，高原性高血压就是在高原发生的高血压。那么，血压达到多少可称为高原性高血压呢？凡在海拔 3000 米以上的高原，血压持续超过正常范围（多见舒张压升高），伴有高血压症状，并能排除其他原因所致高血压，返回低地后不经降压处理血压很快能恢复正常，就可诊断为高原性高血压。为什么会发生高原性高血压？其可能的机制与高原缺氧引起神经、精神因素改变有关。高原地区空气稀薄，空气中氧含量低，长期生活在平原的人到高原后会出现缺氧，缺氧使人体的司令部——大脑皮质发生功能紊乱，减弱了对大脑皮质下自主神经系统的调节作用，使血管运动中枢的交感神经兴奋，引起小动脉收缩，从而使血压升高。同时，缺氧使动脉血氧含量下降，以致小血管收缩、痉挛，外周阻力增高，血压升高。另一方面，也可能由于肾缺氧、缺血，产生肾素增多而使血压升高。此外，缺氧还能使红细胞代偿性增多以增加血氧含量，但同时使血液黏滞性增加引起血管阻力增加，也会使血压升高。高原性高血压的治疗与一般高血压的治疗原则相同。

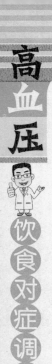
如果血压过高、症状较重、治疗无效或合并严重的脏器损害时，则应立即离开高原地带转至低地，血压大多可恢复正常。

10. 临界性高血压。临界性高血压也称边缘型高血压，其收缩压在18.6～21.3千帕（140～160毫米汞柱），舒张压在12.0～12.6千帕（90～95毫米汞柱）。多见血压稍偏高，各重要器官，如心、脑、肾无器质性损害，但易发展成高血压病。临床观察表明，临界性高血压者约有71.5%的人易发展成高血压病，而正常人只有11.1%。其并发脑出血、脑血栓、冠心病等病的病死率与高血压病患者相近，且明显高于正常人。由于它在早期没有器质性损害，又缺乏特异症状和体征，所以极易被忽视。这类高血压的预防与一般高血压相同。治疗的关键是控制钠盐摄入，最好每日5克以下，同时应增加钾的摄入，如多吃水果、蔬菜等。此外，应坚持体育运动，必要时可长期服用钙拮抗剂。

11. 医源性高血压。医源性高血压是指医生用药不当引起患者血压升高，超过正常值，又称药物性高血压。这类高血压临床上并不多见，但应注意。我们了解它有助于和原发性高血压以及其他各种原因引起的继发性高血压相区别，以避免使用这些药物，预防医源性高血压发生。目前医源性高血压产生的确切机制尚不十分清楚，也无系统分类，现根据常用药物种类主要分为以下几类：

①口服避孕药：避孕药引起的血压升高与雌激素含量过高有关。因为雌激素可增加肾素分泌，引起血浆中血管紧张素浓度升高，而血管紧张素可使血管收缩，使钠进入细胞内；并可使醛固酮分泌增加，水钠潴留，引起血压升高。对此类高血压的治疗，主要是停服避孕药，改用其他避孕措施。

②单胺氧化酶抑制剂：这类药物包括肼类抗抑郁药、优降宁及痢特灵等。治疗医源性高血压的关键在于预防，即不用这类药物，尤其是优降宁。如果发生严重升压反应，则应反复注射酚妥拉明5～10毫克，直至严重不良反应消失。

③其他药物：主要包括四类，第一类为具有糖皮质激素作用的药物，如糖皮质激素、甘草等；第二类为非类固醇类抗炎药物，如消炎痛等；第三类

为可损害内脏的药物，如非那西汀；第四类为直接引起血管收缩的药物，如麦角胺、毒扁豆碱及有关碱类。上述药物所致的高血压在临床虽不多见，但高血压病患者应慎用这些药物。

12. 白色高血压。白色高血压，顾名思义是指高血压伴面色苍白。这是肾血管性高血压和肾性高血压的特征。肾血管性高血压是由于一侧或双侧肾动脉主干或分支狭窄或闭塞所造成的高血压；肾性高血压是指肾脏疾病，如急、慢性肾小球肾炎，肾盂肾炎，多囊肾等引起的高血压。这两种高血压各有不同之处，但均可导致肾功能不全，引起肾源性贫血。两者产生贫血的机制大致相同：

①肾脏产生红细胞生成素减少，此物质是人体产生红细胞的重要因素。

②由于肾功能不全，体内毒性产物潴留，破坏红细胞膜，导致红细胞寿命缩短。

③肾功能不全时，患者因恶心、呕吐、厌食等，致使体内铁、叶酸、维生素 B_{12} 缺乏。

高血压病的 "三高" 与 "三低"

高血压病是当今世界上患病人数较多的疾病之一，已影响到全球 10 亿人，中国患者有近 1.3 亿人。我国高血压病的流行具有 "三高"、"三低" 的特点。

1. "三高。"三高" 是指患病率高、致残率高、死亡率高。

（1）患病率高：最新中国心血管病年报显示，目前我国患高血压人数已超过 2.6 亿。高血压在成人中的发病率为 20%，儿童患高血压的比例也在逐年提高，其中继发性高血血占到 50% ~80%。

（2）致残率高：我国每年新发脑卒中病人 200 万左右，其中有 75% 的患者有不同程度的劳动力丧失，40% 的患者重度致残。

（3）死亡率高：我国城市人口死因的 41% 是心脑血管病，其中北京已达 51%。

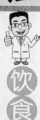
2."三低"。"三低"是指知晓率低、服药率低、控制率低。

（1）知晓率低：调查显示，我国高血压患者的知晓率极低，不到30%。除了发病的高血压患者，大多数人没有测量过自己的血压水平，中国医师学会2005年调查北京和上海门诊的高血压患者3812例，结果显示，每天自测血压的占6.8%，每月自测血压一次的占41.7%，仅在头晕、头疼时自测的占40.9%。

（2）服药率低：城市为17.4%，农村为5.4%。但最近的一项调查发现高血压病患者的服药率已上升至28.2%。

（3）控制率低：血压控制到18.7/12.0千帕（140/90毫米汞柱）以下者，城市为4.2%，农村为0.9%，全国为2.9%。

✚ 高血压病能彻底治愈吗

临床和流行病学研究证实，对高血压病进行有效的降压治疗，能降低死亡率，防止和减少心脑血管并发症的发生。虽然将血压控制在满意水平不困难，但目前医学界仍认为高血压病是终生性疾病，根治本病的希望将寄托在未来对人类基因研究的成果上。高血压病目前尚不能治愈的原因是多方面的。首先，高血压病的病因未明。虽然有许多学说从不同角度来说明高血压的产生机制，但都有一定的局限性，即基本上都是从调节血压的某些重要环节去进行论证的，因此只能从各自的学说来反映高血压病发生机制的某些方面，尚不能全面阐述。其次，目前对高血压病只能确定一些诱发因素，如脑力劳动、精神紧张、高钠饮食、高脂饮食、酗酒、肥胖、有高血压家族史等。我们当前治疗高血压病的措施包括药物治疗和非药物治疗措施。非药物治疗措施大多只是针对产生高血压的诱因，力图使其消除或降低到最低点。降压药物治疗多为针对某些生理特点进行用药。所以上述药物治疗和非药物治疗措施都不是病因治疗，只能控制高血压病情，要治愈高血压病，还需长期治疗。

第 二 章
高血压病患者常见的饮食困扰

➕ 高血压病患者能喝咖啡吗

　　随着社会的不断发展，越来越多的人开始天天饮用咖啡，以振奋精神、提高工作效率。咖啡中含有茶碱、可可碱、咖啡因等生物活性物质，能兴奋中枢神经，使血管收缩，升高人体血压。咖啡中的咖啡因能使血压上升 5～15 毫米汞柱，如原来血压为 120/60 毫米汞柱，喝完咖啡后，可能上升至 135/75 毫米汞柱，而血压如果超 140/90 毫米汞柱对健康就有不利影响。所以，高血压病患者应远离咖啡。另外，有些人认为自己长年喝咖啡，已经对咖啡因产生免疫了。然而事实并非如此，一项研究结果显示，即使是长期喝咖啡的人，在喝一杯咖啡之后血压也会持续升高 12 小时左右。

➕ 高血压病患者能吃肉吗

　　有些人为了减少脂肪及胆固醇的摄入，变成了素食主义者。素食虽好，但是如果只吃素食的话，也会引发多种疾病，例如免疫力下降，会导致女性雌激素水平降低，加剧更年期症状。素食中锌、铁、钙、碘等矿物质元素的含量比较少，长期吃素食，容易患贫血、骨质疏松等症，而肉食中恰好含有这些物质，能弥补素食所造成的营养不均衡。长期吃素食，会使血液中高半胱氨酸的成分增加；肉类摄入不足，又会使高密度脂蛋白在血液

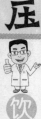

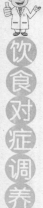

中的水平降低，这将增加心血管疾病的发病率。所以，高血压病患者饮食应该荤素搭配、均衡营养。

➕ 高血压病患者能饮酒吗

日常生活中，饮酒可以说是一种风俗。随着社会的发展，人民生活水平的提高，亲友间聚会或者平时各种应酬中，基本上都离不开酒。有人说适量饮酒有利于身体健康，这种说法是没错的，然而对于高血压病患者来说，是否能饮酒呢？我们都知道影响血压升高的三个基本因素是食

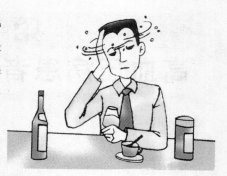

盐过多、肥胖及嗜酒。因此，为了自己的身体健康，高血压病患者应尽量不饮或者少饮酒。高血压病患者摄入大量酒精，会让血压在短期内升高。而如果长期反复大量饮酒，就会加重病情。酒精含有较高热量，还能增加患者体重，导致肥胖，增加高血压病变的因素。另外，酒精还能明显干扰很多降压药物的疗效，并增加其副作用。酒精对一个健康人的危害都是不容忽视的，更何况是高血压病患者。因此，人们在生活中一定要约束自己，远离酒精。首先，青少年以及儿童绝对不能饮酒。其次，已经患有高血压及其他心脑血管疾病的患者也要戒酒。第三，对于健康人而言，应该限制饮酒量。每天饮用白酒不得超过一两，并应尽量饮用低度酒及红酒。总之，少饮酒或者不饮酒，才能减少病情反复发作。

➕ 高血压病患者能吃鱼吗

高血压病患者适宜食用含低胆固醇的食物，而鱼就是一个不错的选择。胆固醇分为低密度脂蛋白胆固醇和高密度脂蛋白胆固醇。前者能促进动脉粥样硬化的形成，引发各种心血管疾病；后者可以保护心血管，减少疾病的发生。鱼类中含有大量的高密度脂蛋白胆固醇，可降低血液黏度，促进血液循

环。鱼肉含有的赖氨酸、牛磺酸等优质氨基酸，能保护血管弹性。鱼肉含有丰富的钾和钙，可有效降低血压，对心血管功能特别有利。因此，条件允许的话，高血压病患者可以多食用一些鱼类，一般以每周 2~3 次最为适宜。

高血压病患者可以喝茶吗

茶性凉，味苦、甘，入心、肺、胃经。《本草纲目》记载："茶苦而寒，阴中之阴，沉也，降也，最能降火。火力百病，火降则上清矣。然火有五次，有虚实。苦少壮胃健之人，心肺脾胃之火多盛，故与茶相宜。"饮茶能有效地降低血脂、血压以及血液中的胆固醇，进而防止心脑血管疾病的发生。因为茶叶中的茶多酚，特别是儿茶素有很强的降脂和保护毛细血管的作用。

高血压病患者可以喝牛奶吗

牛奶含有人体所需的 8 种必需氨基酸，营养价值非常高，还含有钙、镁、锌、钾等多种矿物质和胆碱，其中的钙与胆碱能减少胆固醇的吸收，促进其排泄。与其他食物相比，牛奶中含胆固醇很低。牛奶中含有乳清酸等化合物，可以抑制胆固醇的合成，加速脂肪代谢；牛奶中的丰富蛋白质对血管弹性有很好的保护作用，从而可以延缓动脉硬化。但是，因为高血压常合并有动脉硬化，而普通牛奶中所含的脂类可能使动脉硬化加重，甚至导致血压升高。因此，高血压病患者应选择脂肪含量分别为 0.1%、0.5%、1% 的低脂牛奶，而不宜饮用脂肪含量大于 2.8% 的普通牛奶。

高血压病患者可以吃火锅吗

冬日气候严寒，亲朋好友们聚在一起，最爱吃的就是热气腾腾的火锅。然而，对于高血压病患者来说，到底能不能吃火锅呢？答案是能，不过在吃的时候需要注意一些事项。

1. 不吃加工肉，多吃新鲜菜。加工肉如火腿、腊肠等，这些食物中含有大量盐分，容易导致血压升高。

2. 少吃内脏。脑、心、肚等胆固醇含量高的动物内脏，不利于高血压病患者。

3. 不喝火锅汤，哪怕是清汤火锅。有人爱吃清汤火锅，认为不仅营养丰富，并且各种食物的精华还能让汤味变得鲜美。然而，这恰恰不利于高血压病患者。火锅经过反复沸腾后，汤料中的维生素等大多已被破坏，相反饱和脂肪、盐、嘌呤等有害成分却增加了，高血压病患者喝下这样的汤，无异于为血压"升温"。

4. 不喝冷饮。人们吃火锅时喜欢喝冷饮，但高血压病患者最好不要喝。火锅本来就是很烫的菜品，在极热过后又喝冷饮，容易导致血管收缩，使血压升高。因此，最好是喝温热的水。

5. 控制吃火锅的时间。人们吃火锅，总是喜欢慢慢涮，有人甚至能吃三四个小时。对于高血压病患者而言，这样反而会导致饮食过量，积累大量食物在胃部，引起胃肠不适，血压波动，诱发心脑血管等急症。因此，吃火锅虽然气氛热烈融洽，也很符合大团圆这一中国传统文化。但高血压病患者一定要以身体健康为前提。

高血压病患者可以吃蜂蜜吗

蜂蜜，是蜜蜂从花中采得的花蜜酿制而成。蜂蜜含有葡萄糖、果糖，还含有各种维生素、矿物质和氨基酸，是一种老少皆宜的滋补品。那么，对于高血压病患者而言，是否能吃蜂蜜呢？首先，蜂蜜含有丰富的维生素、矿物质，特别是具有降血压作用的 B 族维生素，其含量和种类尤为丰富，并且含有大量降血压的矿物质。这些维生素和矿物质不仅能软化和扩张血管、增强血管弹性，还能净化血液，降低血液黏度，增强血液流动性，进而促使人体血液流量正常运行，维持人体正常血压。其次，蜂蜜中的成分还能阻止过氧化脂质的形成，使胆固醇不易沉积于血管壁上，保持血液畅通，维持血压正常。第三，蜂蜜中还含有特殊活性的氨基酸、乙酰胆碱等物质。既能起到营养心肌的作用，还能配合其他降血压物质发挥积极的降血压作用。由此可见，高血压病患者是能够吃蜂蜜的。不过也要注意适量，毕竟蜂蜜是含糖量较高的食物。

高血压病患者可以选用人参滋补吗

人参的滋补强身作用主要表现在三个方面：一是能减轻和防止疲劳；二是能改善性功能，对麻痹型、早泄型阳痿及男子乏精症有疗效；三是能抗衰老。但人参不是万能药，也不是以上疾病的特效药，更不是长生不老药。人参既有滋补强身的作用，也有一定的副作用。如果不论什么病，不论什么体质，都用人参来治疗、滋补，不仅效果不会好，可能还会给身体造成损害。人参一般适宜于体虚、元气不足之症，对于其他病证是不宜用的。例如，高血压病患者若服用人参，不但不能治病，反而会使血压更高。即使是适宜者，也不能滥用，而应适量。若食用过量，会使面部或口唇起疱疹、血压升高。因此，用人参滋补应在医生指导下应用，不宜盲目使用。

高血压病患者如何选择零食

日常生活中，零食无处不在。对于高血压病患者而言，该如何选择零食呢？首先，慎食含有甘草的零食。虽然甘草用途广泛，但并非多多益善，对于高血压病患者而言，它还存在很多"禁区"。医学研究表明，甘草主要含甘草甜素，可水解成甘草次酸。甘草次酸的化学结构和作用都类似于肾上腺皮质激素，会导致血压升高。因此，高血压病患者若是食用了甘草类零食，很容易导致血压增高、全身水肿等，且加重心脏和血管的负担。其次，慎吃蜜饯类零食。如话梅、陈皮、橄榄等，这些零食在制作过程中，经过长时间的盐水浸泡，晒干后又用糖料腌制，才有了酸甜可口的味道，但其中的盐分含量也增加了。例如盐津橄榄，其含盐量远远高于人体每日盐摄入量。高血压病患者食用这类食物后，一方面会导致血压升高，另一方面过多的盐还会直接破坏血管，阻碍人体一种能扩张血管的物质——氧化氮的释放。长期吃这类食物，会增加患动脉硬化的风险。另外，干果类零食也是高血压病患者要慎重选择的零食。切莫为了享口福之欲而一次性吃太多。

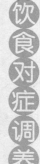
高血压病患者如何选择食用油

高血压病患者为了防止动脉硬化和并发症发生，平时应多吃植物油，少吃动物油。这是因为动物油含有较高的饱和脂肪酸和胆固醇，会使人体器官加速衰老并促使血管硬化，进而引起冠心病、脑卒中等。而植物油如豆油、菜子油、花生油、玉米油等，因含有大量的不饱和脂肪酸，目前多认为是高血压、动脉硬化和冠心病患者的"康复油"。原因是不饱和脂肪酸进入人体后，变成二十二碳脂肪酸（DHA），其是体内一种激素——前列腺素合成的主要原料，所以，二十二碳脂肪酸即为前列腺素前体，而前列腺素除能扩张血管，降低血压外，还能防止血液被凝固，预防动脉粥样硬化的发生和发展。此外，不饱和脂肪酸有抑制血栓形成的作用，可调整胆固醇代谢，促进胆固醇氧化，生成胆酸，并可与胆固醇结合成胆固醇酯，便于胆固醇转送。植物油的优点是不仅不含胆固醇，所含的植物固醇还可抑制小肠对胆固醇的吸收。而且，有些植物油，如野茶油、橄榄油、亚麻子油等，还有益于降低血压。它们含有丰富的 ω–3 脂肪酸，可以减弱小动脉的收缩，从而降低血压。此外，植物油含维生素 E 比较多，而维生素 A、维生素 D、维生素 K 含量极少。玉米胚芽油与米糠油均含有丰富的维生素 E，能保护皮肤健康，促进血液循环，维持皮肤柔嫩与光泽，并抑制色素斑、老年斑的生成。

高血压病患者服药期间为何不能吃葡萄柚

葡萄柚含钾不含钠，还含有能降低血液中胆固醇的天然果胶，是高血压病患者的理想食疗水果。那么，为什么说高血压病患者在服药期间不能吃葡萄柚呢？这是因为，葡萄柚汁能影响高血压病患者常用的一些药物，使患者心率增加，血压明显下降，并引起头痛。发生这种相互作用是因为葡萄柚汁中含有的黄酮类柚苷和二羟佛手苷亭，能选择性抑制肠壁组织中的药物代谢酶，使一些药物在进入全身血液循环前，先被肝脏代谢一部分，导致药效显著降低，给患者带来危险的不良反应，并且葡萄柚影响药物代谢的时间可持续 24 小时。因此，为了避免这种相互作用，高血压病患者服药后不能吃葡萄柚。

第 三 章
高血压病患者的饮食原则

GAOXUEYA YINSHI DUIZHENG TIAOYANG

高血压患者饮食注意事项

1. 吃饭不宜过饱。血压高的人必须注意饮食方式。为降低血压、预防并发症，应该以"一日三餐"为原则，养成有规律的饮食习惯。进食应遵守"只吃七八分饱"的原则。没有规律的饮食会打乱身体节奏，不仅导致血压出现大幅变化，而且严重影响降压药的药效。另一方面，如果总是吃得很饱，会导致营养物质在体内过度蓄积，从而出现肥胖。而肥胖容易进一步恶化高血压，并加速动脉硬化。

2. 吃饭时要专心。近年来，中国人的食物种类变得日益丰富，但是同时也有很多人不太注意吃饭方式。例如，有人吃饭的目的仅仅是将肚子填满，还有人习惯一边吃饭一般看电视或报纸、杂志等，这样不仅无法品尝到饭菜的美味，而且还增加了肠胃的负担，容易对血压造成不良影响。饮食与血压一天的变化情况有着密切的关系，为了不使血压出现剧烈变化，应该心情舒畅地专心品尝饭菜。

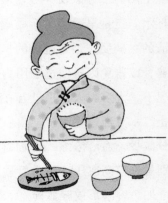

3. 改掉不良的饮食习惯。经常吃零食、严重偏食、习惯在睡前吃饭或者喜欢熬夜后吃夜宵，以及暴饮暴食等不良习惯不仅对身体健康有害，而且也

会造成肥胖，给血压带来不良影响。血压高的人不仅需要减少盐分的摄取并控制热量，而且必须积极地纠正这些不良的饮食习惯。特别是对于使用降压药控制血压的高血压病患者来说，如果不纠正不良的饮食习惯，不仅药物治疗完全没有意义，而且任何一点疏忽都可能引起严重问题。

高血压病患者应怎样喝水

1. 每天要注意补水。人体体表的水分蒸发，可能导致血容量不足，血液浓度增加，血液黏稠度提高。因此，补水对高血压病患者来说尤为重要。建议高血压病患者每天饮用2000毫升左右的水。

2. 不要一次喝太多的水。有的高血压病患者知道补水对他们有好处，有时口渴了就一次喝好多水。多喝水没有错，但是要避免一次性喝太多水，尤其是饮用纯净水后会很快进入血液，引起血压升高。提倡高血压病患者多喝水，但要多次少量，不能一次过多，否则对病情不利。

3. 坚持做好三个关键时段的饮水。水是生命之源，水与健康是息息相关的，特别是对患有高血压病的人来说，更要每天保证三个关键时段的饮水，做到饮好3杯水（不包括平时饮水）：一是晚上睡觉前半个小时的饮水，防止晚上因为水分散发导致血液黏稠。二是半夜如果醒来上厕所，也要再补充1杯水。三是早晨起床后要喝1杯水，这样可以补充一夜的水分蒸发，稀释血液的黏稠度，预防血栓的形成。清晨1杯水还能补充肠道内的水分，预防便秘，以避免因排便过于用力而导致急性心肌梗死或脑血管破裂意外。通常情况下，大多数人几乎没有在夜间饮水的习惯，但是夜间人体新陈代谢不会停止，水分通过呼吸道、皮肤、大小便等不同渠道大量散失，从而导致体内水分减少，血液浓缩，影响血液循环，使人发生头晕、眼花、心悸等症状，特别是患有高血压、脑血管硬化的老年人，如果饮水太少，就会导致血液黏度增加，容易形成脑血栓。

✚ 合理饮食，控制血压

随着人们生活水平的提高，各种心脑血管疾病的发病率逐渐上升，尤其是高血压病最为常见。高血压病患者的心理和生理都受到了巨大伤害，然而庆幸的是高血压并非不可预防，只要保证合理的饮食，不仅能预防和控制高血压，还能降低血压，减少并发症的发生。除了药物治疗，高血压病患者在饮食方面又该如何合理控制呢？

1. 清淡饮食，常吃素食。日常生活中多吃粗粮、杂粮、新鲜蔬菜、水果、豆制品等，可以有效帮助患者降低血压。

2. 降低食盐的摄入。摄入食盐过多会导致血压反复升高。因此，降低盐摄入量，有助于高血压的控制。

3. 戒烟酒。高血压病患者抽烟喝酒是相当危险的。烟、酒不仅能加速高血压并发症的出现，还能降低患者对药物的反应性。因此，高血压病患者要做到戒除烟酒。

4. 规律的饮食。高血压病患者的一日三餐最好有规律，不可以暴饮暴食。

✚ 高血压病患者应补充的营养元素

高血压病患者在治疗过程中，饱尝了服用降压药的痛苦。在医生开的降压药中，有些营养元素就是医治高血压的"良药"。这些营养元素在生活中就能寻到，最简便的摄取方法就是从食物中寻找。

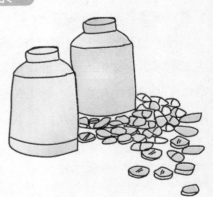

1. 钾。人体内的钠元素过多会导致血压上升，诱发高血压。钠的克星就是钾元素。钾具有降低血压的功效，高血压病患者可多吃含钾丰富的食物，如豆类和菌类。蔬果如芹菜、苦瓜、苋菜、枣、石榴等。

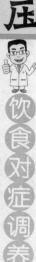

2. 维生素 C。维生素 C 是人体生长必不可少的，同时也是抗高血压不可或缺的。

3. 钙。高血压病患者多食含钙丰富的食物，如牛奶、黄豆及其制品，对稳定血压也有帮助。降压并不是一件难事，只要多补充钾、钙和维生素 C，就可以让血压轻松降下来。

高血压病患者应控制好盐的摄入

近年来，高血压病患者的人数急速上升。这和人们的饮食习惯有着很大关系。高血压病患者应控制盐的摄入，采取低钠饮食。限制食盐摄入量则可以减少血管内血液容量，降低血管反应性，从而使收缩压和舒张压降低，有利于降低血压。它可以帮助提高抗高血压药物的降压效果，减少降压药物的用量和可能出现的副作用，也减少了高血压病患者的医药费用。但是高血压病患者怎样才能切实可行地做到限制食盐的摄入量呢？

（1）多吃天然食品和蔬菜水果，少吃或不吃加工食品。天然食品中钠含量低而钾含量较高，加工食品中则加入了钠而去掉了钾。

（2）应尽量少吃含盐量高的食物，如腌制品、各种咸菜、动物内脏、蛤贝类、菠菜、加碱馒头等。

（3）烹调时，控制用盐量。每人每日用盐约 3 克。对于口味较重的患者，应逐渐减少食盐摄入量。通过限制食盐摄入的措施，能有效帮助降压和降低高血压病患者的死亡率，约 1/3 的轻中度高血压病患者可明显改善头痛、胸闷等症状，达到稳定血压的效果。

外出就餐饮食原则

在外用餐时，注意食物的选择以及进食技巧，避免高盐分、高油量的饮食，才不会让血压的防治工作产生漏洞。在外就餐，由于无法了解食物制作过程、准备方式和烹调食材，因此往往成为饮食治疗中的一道障碍。一般而言，外食的餐点含油、含盐量都很高，而蔬菜量普遍不足，若不注意食物的选择以及进食技巧，常常会让血压难以控制。那么，外出就餐时应注意哪些细节呢？

（1）饮酒要适度。必须饮酒时应尽量选择低度的啤酒或葡萄酒，并适量饮用，千万不要喝过量，更不要空腹喝酒。

（2）遵循膳食平衡的原则，尽量避免食用高能量、高脂肪的食物，多选择蔬菜、水果代替。最好不要食用酱汁、浓汤、勾芡类以及汤中的肉品，这些食物大多富含淀粉和脂类物质。

（3）掌握好吃饭时间，要坚持定时、定量，这样才能保证血压的稳定。

（4）不要吃油炸食品、加糖食品、盐渍食品，吃肉的时候可以选择骨头较多的部位。

（5）千万不能吃得太多，即使喜欢吃的食品也要在食用前三思而后行，要知道此时不能控制饮食，日后就无法控制血压。

➕ 走出常见的饮食误区

误区一：植物油多吃没关系

很多高血压病患者都知道控制血压要减少脂肪，少吃动物油，而对植物油却不加以控制。这种做法是错误的。植物油对人体虽然是有益的，但是过多吃并没有什么好处。因为食入过多，自然产生的热量也多，每2克脂肪可产生37.7千焦热量。热量多了，体内脂肪分解就少了，体重便会逐渐增加。此外，多吃植物油并不能使血中原有胆固醇降低，却可使胆结石的患病率比普通饮食者高2倍，因此，植物油多吃也是无益的。高血压病患者每天烹调所用的植物油以不超过25克为宜。

误区二：无需限制糖的摄入

研究表明，如果长期摄入高糖食物，高浓度状态下的血糖就会因为机体利用不完，经肝脏转化为脂类物质，引起血脂水平相应升高。尤其是血清低密度脂蛋白和极低密度脂蛋白水平的升高，可促进血管壁的脂质沉积，造成血管壁损害及硬化程度加重，一方面可使高血压合并冠心病的发病率增高，另一方面可因小动脉硬化程度加重，小动脉口径变得狭窄，增大外周阻力而

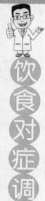

使血压升高，并阻碍降压药物的发挥，由此可导致血压的持续性升高，对患者的健康维护十分不利。此外，长期摄入高糖食物，波动的血糖可影响胶原纤维的降解，引起心肌细胞内的胶原纤维积累，促使心肌肥厚的程度加重，进一步降低心室舒缩功能，成为高血压合并心肌肥厚的危险因素之一。综上所述，高血压病患者同样需要重视糖的摄入量，特别是存在体重超重和肥胖的高血压病患者，即使没有糖尿病也要适当限制糖的摄入。

误区三：不应食用鸡蛋

很多人认为伴有高血压、心脏病及心血管疾病的患者，不应食用鸡蛋。其实鸡蛋对心脏有一定的保健作用，也有助于降低血压。此外，研究人员发现，鸡蛋进入胃后，接触到胃酶就会生成一种与降压药原理相同的蛋白质，煎鸡蛋在防止血管收缩方面尤其有效。因此，高血压病患者可依据病情适量吃些鸡蛋。如自己把握不好，可询问医生。

➕ 五色食物与高血压

1. **绿色食物**。指各种绿色的新鲜蔬菜、水果，其中以深绿色的叶菜最具代表性。绿色蔬菜都含有丰富的膳食纤维，膳食纤维具有调整糖类和脂类代谢的作用，能结合胆酸，避免其合成为胆固醇沉积在血管壁上升高血压。同时膳食纤维还能促进钠的排出，降低血压。绿色食物中还含有维生素 C，能够促进人体合成氮氧化物，而氮氧化物具有扩张血管的作用，所以常吃绿色食物有助于降低血压。绿色蔬菜中的钾可抑制钠从肾小管的吸收，促进钠从尿液中排泄，同时钾还可以对抗钠升高血压的不利影响，对血管的损伤有防护作用，有助于减少降压药的用量。绿色食物主要有：菠菜、空心菜、芥蓝、茼蒿、小油菜、西蓝花、青椒、韭菜、葱、丝瓜、黄瓜、苦瓜、青豆、豌豆、芦笋、香瓜、番石榴、猕猴桃等。

2. **红色食物**。指偏红色、橙红色的蔬菜、水果及各种畜肉类的肉及肝脏。红色的蔬果富含铁质，能帮助人体造血。胡萝卜素和番茄红素等脂溶性物质，可用油炒的方式来烹调，以增加吸收率。红色的肉类富含优质蛋白质和脂肪，能为人体提供足够的能量，维持人体造血功能，提高兴奋感，促进食欲；其中丰富的矿物质能维持人体生理系统的平衡。红色食物主要有：牛肉、羊肉、猪肉、猪肝、胡萝卜、红辣椒、红甜椒、红苋菜、红紫苏、枸杞子、山楂、番茄、西瓜、红苹果、红枣、柿子、草莓、老南瓜、樱桃、李子、桑椹、葡萄、红米、紫山药、红豆、红薯等。

3. 黄色食物。多为五谷类、豆类和黄色蔬果。五谷类主要含淀粉和糖类，是热量的主要来源。五谷中杂粮，如玉米、小米、芝麻、燕麦等，可降低血液中胆固醇的含量，帮助肠道蠕动，排出多余的胆固醇。黄色蔬果中含丰富的维生素 C 和胡萝卜素、番茄红素，是很好的抗氧化食物。五谷杂粮中的黄豆与芝麻都是辅助治疗高血压的好食物，用醋泡过的黄豆，可治疗高血压和肥胖症。黄色食物主要有：燕麦、糙米、玉米、花生、黄甘薯、黄花菜、韭黄、黄豆、豆制品、柠檬、菠萝、香蕉、木瓜、橙子、柑橘、枇杷等。

4. 黑色食物。以黑色菌菇类、海藻类为主。含多种维生素，对骨骼及生殖功能都有帮助；含丰富的矿物质，如锌、锰、钙、铁、碘、硒等，能平衡体内电解质，使生理功能正常。如香菇中含多糖体，能抑制肿瘤，增加细胞免疫和体液免疫的功能，提高身体免疫能力，抵抗多种疾病。黑色食物主要有：黑米、黑芝麻、黑木耳、黑豆、海带、香菇、黑枣、海苔、皮蛋、豆豉、乌梅、酱油、黑醋等。

5. 白色食物。指的是米、奶、蛋、鱼类及蔬果中的瓜类、果实、笋类等。白色的瓜果中富含水分和水溶性膳食纤维，能补充水分，滋润皮肤；笋类富含膳食纤维，能加速大肠蠕动，帮助排便。白色食物中的主食，如米类是人体热量的来源。白色的鱼类、蛋类能提供优质蛋白质，用于组织细胞的修补。白色食物中富含镁，能稳定血管平滑肌细胞膜的钙通道，激活钙泵，泵入钾离子，限制钠内流，还能减少应激诱导的去甲肾上腺素的释放，从而起到降低血压的作用。白色食物中含 ω-3 脂肪酸，可以提升体内一氧化氮的水平，能更好地舒张血管平滑肌，使血液流通顺畅，从而降低血压。白色食物主要有：鸡肉、鱼肉、大米、糯米、土豆、山药、莲子、面粉、杏仁、洋葱、冬瓜、竹笋、茭白、莲藕、金针菇、蘑菇、鸡蛋、梨、荔枝、柚子、椰子、银耳、白萝卜等。

➕ 容易忽视的饮食细节

虽然人们注意控制菜肴等的用盐量，但对于一些"隐形"含钠的食物却容易忽视。因此，除盐之外，高血压病患者还要注意限制以下含"隐形钠"食物的摄入：

1. 一汤匙（10克）的酱油含有700～800毫克的钠，最好选用低钠或少钠的酱油。

2. 高血压病患者忌用发酵法制作的面食作主食。因为发酵面食里都放碱，食用碱的主要成分是碳酸氢钠或碳酸钠，会增加机体对钠盐的摄入。需要严格忌盐的高血压病患者，最好以米为主食，或者吃用酵母发面的面食。

3. 含"隐形钠"较高的食物有皮蛋、板鸭、鲱鱼、红肠、火腿、豆腐脑、香干、豆腐干、蜜钱、泡菜等食物。圆白菜做成泡菜之后，其中的钠就可从十几毫克变成1560毫克，增加近100倍之多。

➕ 多吃醋对高血压病患者的好处

醋可以称得上是最健康的调味品，适当多吃不仅可以美容、减肥，还能够降低患高血压、动脉硬化、脑卒中等疾病的风险。对于高血压病患者来说，餐桌上不妨经常来盘醋拌菜、醋熘菜。日本研究人员让一组成年高血压病患者每天饮用含15～30毫升醋的饮料。8周之后，发现这组患者的血压比另一组未饮用醋饮料患者的血压有一定程度的下降。因此，高血压病患者平时应该多吃点醋。醋拌蜇头、酸辣瓜条、醋熘土豆丝、西湖醋鱼、老醋花生米、醋熘大白菜等，都是非常适合高血压病患者的可口菜肴。即使没有高血压的人，做菜时适当加点醋不仅能增进食欲、帮助消化，还能起到软化血管、防止血管内杂质沉积、预防高血压的作用。除此之外，市场上比较流行的水果醋也是对高血压病患者很有好处的保健饮品，它的口感比调味醋更柔和，并含有丰富的矿物质钾，可以帮助人体排出过剩的钠，长期饮用可起到辅助降压的功效。

+ 高血压病患者的烹饪原则

高血压、高脂血症患者饮食忌油腻，如果食物油炸过，就不太适合患者；比较适合患者的烹饪方式是清炖、水煮，而且质地宜软，不宜大块，以免吞咽困难。喝汤也有讲究。对于精炖浓缩的汤汁，可以先将汤汁放凉、冷藏，然后将上面的白色浮油刮除，再加热食用。这样虽然麻烦一些，却可以减少身体血管的负担，也不失进补的益处。此外，在炖菜中放入足够多的配菜，可以使汤汁减少，有利于减少盐分摄入量。如果可以发挥海带等食物的天然味道，即使只用很少的酱油等调料，菜的味道也足够鲜美。另外，饭菜做好后趁热吃，即使味道很淡，也会很可口。经常食用烹调得宜的饭菜也是减少盐分摄入量的必要手段。为了避免每道菜都放盐，可以时常变化菜单，通过醋拌凉菜或芝麻拌菜等方式来减少盐的摄入量。

+ 高血压病患者不可只吃素

许多高血压病患者由于害怕血脂过高，所以对荤菜总是抱着敬而远之的态度，觉得饮食越清淡越好，甚至认为吃素能长寿。其实一味吃素对人的健康并非完全有利，吃得过于清淡反而会降低体质，有害健康。过度素食可能会带来下列不良影响。

1. 影响维生素的吸收。素食中的脂肪含量较低，会影响脂溶性维生素 A、维生素 D、维生素 E 和维生素 K 的吸收。缺乏维生素 A 容易患夜盲症和呼吸道感染，缺乏维生素 D 易患骨质疏松症，缺乏维生素 E 会引起溶血性贫血、脂溢性皮炎和氨基酸代谢障碍、免疫力下降，缺乏维生素 K 易引起各种自发性出血。维生素 B_{12} 是造血过程和神经系统所必需的，而它几乎只存在于动物性食品中，长期吃素会因缺乏蛋白质及维生素 B_{12} 等营养素，导致恶性贫血和神经功能退化，出现记忆力减退、精神萎靡、反应迟钝、疲劳等症状。

2. 影响钙、铁、锌的吸收。人体必需的微量元素，如锌、铁等主要来自于荤食。锌的主要来源为动物性食品，饮食中80%的铁来自肉类和蛋类。素食中锌、铁的含量很少，却含有较多的植酸和草酸，会阻碍锌、铁

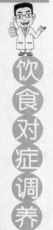

等微量元素的吸收。例如，菠菜中含有的草酸能结合豆腐里的钙形成草酸钙，不易被人体吸收。因此，长期素食者容易发生微量元素缺乏而引起一些疾病。

3. 增加心脑血管疾病的发病率。长期素食会导致低胆固醇血症。胆固醇是人体不可缺少的营养物质，也是人体细胞膜、性激素、皮质醇等的物质基础，对白细胞活动起着重要的作用。研究表明，血液中胆固醇含量过低时，死亡率会增加 4 倍，低胆固醇易致脑出血性卒中，这是因为缺乏胆固醇者血管的脆性明显增加，容易破裂出血，特别是在有高血压的情况下。

4. 增加抑郁症的发病率。国外医学研究表明，长期素食或荤素搭配不合理的老人，由于血清胆固醇含量低下，出现抑郁症的相对危险性较大。低胆固醇可使脑内血清素摄取速度加快，血清素有明显的抑制中枢神经系统功能的作用，因此低胆固醇血症会直接导致或加速老年抑郁症的发生。

5. 影响性功能。美国麻省大学医学院一项研究发现，摄入蛋白质过少的男性，其睾丸激素分泌偏低，因而直接影响其性能力。素食者和一些牙齿已脱落或缺乏食欲而少吃肉类的老人，则最有可能出现这种情况，因为肉类正是蛋白质的主要来源。因此，从健康角度出发，不主张长期素食。

✚ 高血压病患者春季饮食注意要点

春天的时候，患者的血压很容易升高，于是就会有头痛、头昏、失眠等症状的出现。在这个季节，高血压病患者不但要坚持适度的体育锻炼、按时服药，对于饮食的调节也要加强。春季，高血压病患者应养好脾胃。中医认为，脾胃是后天之本。通过多食银耳、牛奶、山药、木耳这些食物来滋养脾胃，既简单又实用。同时也要注意远离生冷食物。通常情况下，春季气候比较干燥，所以一定不要忘记补充维生素。菠菜中含有大量的维生素、膳食纤维和胡萝卜素，能够补血、活血，可以

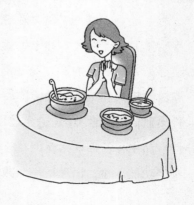

保持血管畅通，降低胆固醇在血管壁中的沉积，进而降低高血压病患者出现脑血栓的风险，对高血压病患者有益。高血压患者的春季饮食调养要做到：热量要充足、胆固醇摄入要降低。所以，春季应增加蔬菜的食用量，如黄瓜、芹菜、洋葱、白菜、萝卜等，既能降低血胆固醇和血液黏稠度，又能给人体提供各种维生素。

高血压病患者的春季食谱

黑木耳炖瘦肉

配方 黑木耳 10 克，猪瘦肉 50 克，姜 3 片，大枣 5 枚，精盐适量。

制法 将黑木耳浸泡后洗净；猪瘦肉切片。把姜、大枣一起放入锅内，加适量水，在小火上煲汤，浓缩量至原来的 1/3 左右，再加入少许精盐调味即可。

功效 长期食用对高血脂、高血压有辅助降低的作用，对心脑血管也有良好的保健作用。

果仁糕点

配方 糯米粉 150 克，红糖 100 克，核桃仁、松仁、杏仁、葡萄干各 10 克。

制法 糯米粉加水和匀，放置 2 小时后加入红糖，同各果仁切成碎块拌匀做成小饼，上屉蒸 20 分钟，撒上葡萄干即可。

功效 健脾开胃，益气生津。适用于治疗高血压病。

荠菜菊花饼

配方 荠菜 250 克，菊花 20 克，猪肉 50 克，淀粉 10 克，植物油、鸡蛋清、精盐、味精各适量。

制法 将荠菜去黄叶，保留根、叶，洗净，入沸水中焯一下，切碎。菊花洗净切碎，猪肉剁成肉泥，放入荠菜、菊花、淀粉、鸡蛋清、精盐、味精，拌成生馅。取盘子 1 个，将生馅分成 10 份，压扁成饼。锅上火，植物油烧至八成热时将生馅下锅，炸至金黄色即可。

功效 平肝降压。适用于治疗高血压病。

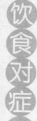

✛ 高血压病患者夏季饮食注意要点

在天气炎热的夏季，高血压病患者常常感到头晕脑胀，心里也觉得难受，甚者会诱发脑血栓和心脏病。临床观察发现，盛夏时节，高血压病患者发生心肌梗死、脑血栓的比例明显高于其他季节。那么，高血压病患者如何才能安然度过夏季呢？应注意以下几点。

1. 由于夏天出汗多，血液易浓缩，在人们睡眠或安静等血流缓慢的条件下，容易发生脑血栓。所以高血压病患者在夏季首先要重视补充足够的水分，即使感觉不太热时也要及时补水，特别是出汗多的情况下更应及时补充水分，无糖尿病的患者可加大新鲜水果的摄入量，合并糖尿病的人，应以清茶或凉开水为主。

2. 要多吃"杀菌"类蔬菜。肠道传染病在夏季最易发生，在这个时候多吃些"杀菌"蔬菜，可增强高血压病患者的机体免疫力。这类蔬菜包括：大蒜、洋葱、韭菜、大葱等，它们含有丰富的杀菌素，对各种球菌、杆菌、真菌和病毒都有杀灭和抑制作用。其中，大蒜的杀菌能力最强，更适宜生食。

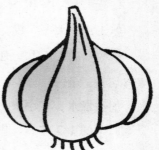

3. 要补充维生素和蛋白质。夏季是人体能量损耗最多的季节，所以在这个季节尤其要注意对维生素和蛋白质的补充。西红柿、青椒、冬瓜、西瓜、杨梅、甜瓜、桃、梨等新鲜果蔬含有丰富的维生素，鱼、瘦肉、蛋、奶和豆类等富含优质蛋白质，可以适量地进食。这是高血压病患者夏季养生保健的重要饮食对策。

🍴 高血压病患者的夏季食谱

● 薄荷天麻茶

配方 薄荷、绿茶各 3 克，天麻 6 克。

制法 将天麻、薄荷研成粗末，

用纱布包裹同绿茶置保温瓶中，冲入沸水适量。

功效 平肝熄风，疏散风热。适用于高血压病有头晕、头痛、眩晕症状者。

绿茶粥

配方 绿茶 5 克，粳米 100 克，红枣 10 枚，冰糖适量。

制法 将绿茶布包与粳米、红枣共煮粥，粥熟后加冰糖拌匀即成。

功效 清热除烦，补气平肝。适用于高血压病之头晕耳鸣、心烦不安者。

脆爆海带

配方 水发海带 90 克，面粉 15 克，香油 3 克，植物油、酱油、精盐、白糖、醋、黄酒、蒜泥、水淀粉各适量。

制法 将水发海带切成斜角块，用面粉挂糊放入油锅略炸干，即捞出，待油再热时，再次放入炸至金黄后捞出。锅内留油，烧热倒入由酱油、蒜泥、精盐、白糖、醋、黄酒调好的汁，烧开后淋上水淀粉勾芡，将海带块倒入锅内芡汁中，颠翻几下出锅，淋上香油即可。

功效 降血压，降血脂，抗癌。适宜高血压病患者在夏季食用。

✚ 高血压病患者秋季饮食注意要点

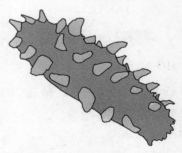

秋季来临，气温开始逐渐下降，这时高血压病患者要注意的是减少应酬，健康饮食。饮食摄取要以糖类为主，蛋白质为辅。糖类在食物中的百分比应达到 60%，而脂肪的摄入量要控制在 5%~10%。根据这个原则，高血压病患者的秋季调养应多吃蔬菜，少吃油与肉，与此同时饮食要有规律和节制。不要暴饮暴食，吃饭八分饱即可，如果吃了饭还有饥饿感，可以用水果、蔬菜和坚果类进行补充。高血压病患者在秋季的饮食原则主要有以下几个方面：

1. 滋阴润燥。选择滋阴润燥、清热养肺的食物，如蜂蜜、海参、芝麻、糯米等，也可以选用药食两用的食物，如桑椹、山药等。

2. 多吃酸性食物。秋季尽量少食辛辣食物，如姜、蒜、辣椒等，能防燥；可多吃些酸性食物，如橙子、橘子、山楂等水果，能生津止渴、养肝润

肺。酸性食物所含维生素 C 丰富，对降压也很有益处。

3. 经常食粥。粥容易消化，非常适合老年人，经常吃粥还能补充丢失的水分。熬粥时适当选择加入黑米、糯米、桂圆、莲子、红枣、碎菜等，不但口感好，还有不同的滋补功效。

高血压病患者的秋季食谱

玉米饭团

配方 鲜玉米、糯米各 100 克，红豆馅 50 克。

制法 玉米、糯米洗净，加水煮熟，研成泥状，同红豆馅做成团状即可。

功效 健脾开胃，滋阴生津。适用于各型高血压病患者。

双白炒虾仁

配方 海虾 300 克，百合（干）100 克，白果（干）50 克，葱、姜各 15 克，水淀粉、精盐、味精、料酒、植物油各适量。

制法 海虾去头、皮、尾，挑去虾线，斜刀片成片；白果用水发好备用；百合掰开，用水洗净，同白果一起用沸水焯出。热锅中加植物油烧温，放入虾仁划出，留底油放入葱、姜烹出香味，再放入百合、白果，少许料酒、味精、精盐调味，再用水淀粉勾稀芡，放入虾仁翻炒熟即可。

功效 解渴润燥，敛肺定喘，益肾固精。经常食用可以扩张微血管，有利于高血压病患者在秋季预防心肌梗死、高脂血症等病。

芹菜水饺

配方 面粉 200 克，猪肉 100 克，芹菜 250 克，葱、姜、酱油、精盐、花生油各适量。面粉加适量水和成面团。

制法 猪肉洗净，剁成肉泥。加入葱末、姜末、酱油拌匀。芹菜去根、叶，洗净，切段，开水焯过，凉水过凉，剁成末。猪肉泥、芹菜末中加入精盐、花生油拌匀做成馅。面团做成饺子皮，包馅，煮熟即可。

功效 平肝，降压。适用于高血压病伴头晕目眩、面赤口苦者。

✚ 高血压病患者冬季饮食注意要点

冬季，高血压患者在饮食上应遵循的原则有：限盐，每日食盐摄入量低于3克，控制热量的摄入，每顿饭吃八分饱即可；少吃动物脂肪，多吃新鲜果蔬，增加钙的摄入。高血压病患者在日常饮食中还可以根据自己的喜好，适当增加大豆、大蒜、洋葱、海带、山楂、玉米、黑木耳、牛奶等具有辅助降压、降脂功效食物的摄入。冬季是收藏、进补的时节。高血压病患者可以进食药膳来食补吗？中医认为，高血压主要是由于肝肾阴虚、肝阳上亢、阴阳两虚、气血亏虚等因素引起，按"虚则补之"和"辨证施膳"的原则，冬季适当选服补阴阳、调理气血的补品，对调整机体内在平衡，化瘀降脂，软化血管和降低血压等，都是大有裨益的。冬季饮食还需要注意的是，应综合治疗，三分服药，七分调理。特别指出，高血压病患者冬令进补不宜选人参、鹿茸、肉苁蓉等大补之品，否则反而对身体有害。

🍴 高血压病患者的冬季食谱

◦ 海参淡菜瘦肉汤

配方 淡菜40克，海参100克，猪瘦肉200克，海带10克，精盐适量。

制法 将淡菜洗净，海参洗净切段；猪瘦肉切小方块；海带泡发，洗净切丝备用。将淡菜、猪肉块放入锅内，加水以大火煮沸，再改小火煮。七成熟时加入海带丝、海参段，以精盐调味，至全熟即可。

功效 滋阴助阳，益肾润燥。适用于头痛、耳鸣、肢冷、乏力的高血压病患者。

◦ 豆腐皮青菜瘦肉汤

配方 瘦肉30克，土豆、茄子、海带、豆腐皮各50克，青菜100克，植物油、精盐、味精各适量。

制法 将瘦肉切末；土豆洗净，去皮后切片，投入沸水锅中焯至八成熟后捞出；茄子、海带、豆腐皮洗净，切成片；青菜切碎。锅内放少许植物油，投入肉末煸一下，见肉末呈白色后下入茄子片、青菜、土豆片、海带片煸炒，调入精盐、添加适量水，再放入豆腐皮，滚几

滚，最后放入味精即可。

功效 此汤高钾低钠，利尿降压。适用于高血压病患者在冬季经常食用。

海蜇拌香芹

配方 海蜇皮 100 克，香芹 50 克，陈皮 3 克，半夏 6 克，精盐、白糖、麻油、醋各适量。

制法 将海蜇皮切丝；香芹洗净，水焯后切段；陈皮、半夏煎汁浓缩成 30 毫升。将海蜇皮、香芹段放入盘中，加入浓缩好的煎液及麻油、醋、精盐、白糖，拌匀即食。

功效 润燥化痰，理气和中。适

用于头晕头沉、体倦无力、四肢水肿、胸闷、痰多的高血压病患者。

夏枯草煲猪肉

配方 夏枯草、桑椹、牡蛎各 20 克，猪瘦肉 250 克，酱油、白糖、精盐等各适量。

制法 将夏枯草及牡蛎煎汁，猪肉切块，将煎汁与猪肉同入锅中，用文火煲汤，至七成熟时，加桑椹、酱油、白糖、精盐等调料，继续煮至肉烂熟，汁液收浓即成，吃肉及桑椹。

功效 能育阴潜阳，养血益精。特别适合于眩晕耳鸣的老年高压血患者。

第四章
高血压病患者适宜的蔬菜

芹菜

芹菜性凉质滑，脾胃虚寒、大便溏薄者不宜多食；芹菜有降血压作用，故血压偏低者慎用，有生育计划的高血压男性应注意适量少食。

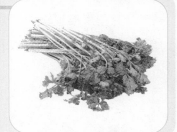

● 降压功效

芹菜中的维生素 P 可降低毛细血管的通透性，增加血管弹性，具有降血压、防止毛细血管破裂等功效，对于原发性、妊娠性及更年期高血压均有疗效。芹菜含大量的膳食纤维，能够加快粪便在肠内的运转时间。防治便秘和直肠癌等疾病；芹菜还含有挥发性的芳香油，对增进食欲，帮助消化、吸收都大有好处。

● 降压食谱

芹菜山楂粥

配方 大米、芹菜各 100 克，山楂 20 克。

制法 将大米淘洗干净；山楂洗净后切成片；芹菜洗净后切成颗粒

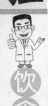
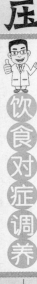

状。将大米置于锅中加入1000毫升清水，以武火烧沸，再改用文火煮30分钟；然后放入芹菜、山楂，再煮10分钟即成。

功效 清肠润燥，清热凉血。适合于高血压患者。

芹菜粳米粥

配方 粳米50克，芹菜连根120克，盐适量。

制法 芹菜连根洗净，切成大约2厘米长的段，放入锅内。粳米淘洗干净，放入锅内，加适量水用大火烧开，然后改小火热煮。粥熟时，加盐调味即可。

功效 芹菜又称香芹，具有清热凉血、利水消肿、平肝止血之功效，可缓解高血压、头晕、烦渴、水肿、女性月经不调、赤白带下等病症。芹菜还具有一定的抑制肿瘤生长、补血的作用。此道芹菜粳米粥具有清肝热、降血压、祛风、利湿、降脂等多重功效。建议早晚空腹食用。

洋葱

食用建议

洋葱不宜一次食用过多，否则容易引起目糊和发热；洋葱辛温，热病患者应慎食；患有皮肤瘙痒性疾病、眼疾及胃病者不宜吃洋葱。

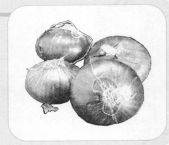

●降压功效

洋葱是目前所知唯一含前列腺素A的食物，而且洋葱还是天然的血液稀释剂，前列腺素A能扩张血管、降低血液黏稠度、降低血压、预防血栓的形成。洋葱富含的维生素C、烟酸，能促进细胞间质的形成和损伤细胞的修复，使皮肤光洁、红润而富有弹性，具有美容作用。

● 降压 食谱

木耳拌洋葱

配方 洋葱 50 克，泡发木耳 300 克，盐、米醋、白糖、鸡精、香油各适量。

制法 ①洋葱洗净切薄片。②木耳泡发洗净，撕成小片与洋葱放在一起。③加入盐、米醋、少许白糖、鸡精拌匀，加少许香油即可。

功效 扩张血管，降低血液黏稠度，并且能润燥滑肠，非常适宜高血压患者食用。

洋葱炒鸡蛋

配方 洋葱、鸡蛋，油、盐、胡椒粉、鸡精、糖。

制法 ①把鸡蛋用油炒好，拿出来待用。②加油，油热后加洋葱翻，炒软后放鸡蛋。③加盐、胡椒粉、鸡精、糖，大约三分钟就可以了。

功效 健脑益智、保护肝脏、防治动脉硬化、预防癌症、延缓衰老。

胡萝卜

食用建议

胡萝卜不宜一次吃得太多，过量摄入胡萝卜会使皮肤变成橙黄色。适宜脾胃气虚、贫血、营养不良、食欲不振的人及少年儿童食用。

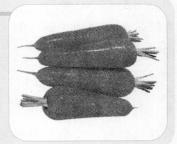

● 降压 功效

胡萝卜含有降糖物质，是适宜糖尿病患者的良好食品。其所含的某些成分，如皮素、山柰酚能增加冠状动脉血流量，降低血脂，促进肾上腺素的合成，还有降压、强心的作用，是糖尿病、高血压、冠心病患者的食疗佳品。

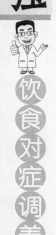

胡萝卜中含有的胡萝卜素及维生素能够有效地增强人体的免疫力、补肝明目、治疗夜盲症，能够有效调节人体内的血液循环、促进新陈代谢，因此具有健肤美容的功效。

●降压食谱

◦ 胡萝卜陈皮炒瘦肉

【配方】胡萝卜200克，陈皮10克，猪瘦肉100克，香葱末、植物油、料酒、盐各适量。

【制法】①将胡萝卜切丝；猪肉切丝后加盐、料酒拌匀；陈皮浸泡至软切丝。②锅内倒油，烧至六成热，放入胡萝卜丝翻炒至八成熟时出锅。③锅内再添适量油，烧热，放入肉丝、陈皮丝翻炒3分钟，再加入胡萝卜丝、料酒、盐翻炒至出香味，添水焖烧片刻，撒入香葱末即可。

【功效】陈皮辛散通温，气味芳香，长于理气，能入脾肺，既能行散肺气壅遏，又能宽中理气，对于高血压和高血压引起的肺气郁滞、胸膈痞满及脾胃气滞、脘腹胀满等症，能收到较好的效果。再搭配上胡萝卜中所含有的维生素，有很好的滋补作用。

◦ 胡萝卜炖羊肉

【配方】胡萝卜200克，羊瘦肉100克，葱花、姜丝、盐、鸡精、植物油、料酒各适量。

【制法】①胡萝卜洗净，切块；羊瘦肉洗净，切块，放入沸水中焯透，捞出。②炒锅置火上，倒入植物油，待油温烧至七成热，炒香葱花和姜丝，放入羊肉块和胡萝卜块翻炒均匀，淋入料酒，加适量清水大火煮沸，转小火炖至羊肉熟透，用盐和鸡精调味即可。

【功效】补肝益肾，降压降脂。适宜高血压、高血脂患者食用。

◦ 胡萝卜汁

【配方】冰块5～6块，胡萝卜200克。

【制法】①先将胡萝卜榨汁。②然后将冰块加入杯中。③最后将胡萝卜汁注入杯中即可。

功效 此汁能降压降脂、养肝明目、健胃益脾，对高血压食欲不振、体倦乏力、消化不良、食积胀满、肝虚目暗者有很好的食疗作用。

白萝卜

食用建议

白萝卜性偏寒凉，故脾虚泄泻者慎食或少食；胃溃疡、十二指肠溃疡、慢性胃炎、单纯性甲状腺肿、先兆流产、子宫脱垂等患者应忌食。

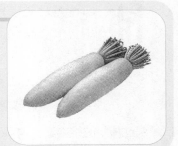

◉ 降压 功效

白萝卜中含有丰富的维生素 C，具有扩张血管的作用，从而有助于降低血压。其所含的钾，对血管的损伤有防护作用，有助于减少降压药的用量。白萝卜中含有的酶物质，能分解致癌物质"亚硝酸胺"，有抑制癌细胞生长的作用。其中的淀粉酶，能够消除胃炎及胃溃疡，其抗氧化性及抑制细胞老化的效果也非常明显。

◉ 降压 食谱

虾米炒萝卜丝

配方 虾米 50 克，白萝卜 350 克，红椒 1 个，姜 1 块，料酒 10 克，盐 5 克，鸡精 2 克。

制法 ①将虾米泡涨；白萝卜、生姜洗净切丝；红椒洗净切小片待用。②炒锅置火上，加水烧开，把萝卜丝焯水，倒入漏勺滤干水。③炒锅上火加入色拉油，下萝卜丝、红椒片、虾米，放入料酒、盐、鸡精炒匀出锅装盘即可。

功效 本品有降低血脂、软化血管、稳定血压的功效，常吃可预防冠心病、动脉硬化、胆石症等疾病。

西红柿

食用建议

西红柿含烟酸、番茄碱等物质，具有生津止渴、健胃消食、清热解毒、凉血平肝、补血养血和增进食欲的功效。适用于高血压、贫血、头晕、心悸患者食用。

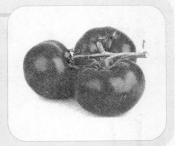

● 降压 功效

西红柿中的维生素 C 有降低血压、凉血平肝之功效，对高血压有良好的辅助治疗作用。西红柿中的烟酸能促进红细胞的形成，有利于保持血管壁的弹性。

● 降压 食谱

西红柿烩豆腐

配方 豆腐 400 克，西红柿 100 克，植物油 10 毫升，酱油 5 毫升，盐 3 克，葱、姜、淀粉各 5 克，花椒 5 粒。

制法 ①豆腐（较硬的老豆腐）切成 2 厘米见方的丁，入沸水中煮透，捞出沥去水。②将西红柿用沸水烫一下，剥去皮，挖去蒂切成 2 厘米的丁，去根及干皮，斜刀切成片。姜洗净切成末，淀粉用水调成湿淀粉。③炒锅内放油，下花椒炸至焦黄，将花椒铲出不要，下葱、姜煸出香味，下豆腐、酱油、盐及少许水。炒至汁浓时下西红柿块，稍炒即下湿淀粉勾薄芡，出锅。

功效 对高血压及眼底出血的患者有降血压、止出血之功效。

草菇炒西红柿

配方 草菇 300 克，小西红柿 100 克，葱末、盐、味精、水淀粉、鸡汤各适量。

制法 ①草菇、小西红柿均洗净切两半，草菇用沸水汆烫至变色捞出。②油锅烧至七八成热时，放入葱煸出香味，倒入草菇、西红柿煸炒，加入鸡汤，待锅开时放盐、味精，用水淀粉勾芡出锅即可。

功效 健胃消食，清热凉血。适宜于高血压患者。

茼蒿

GAOXUEYA YINSHI DUIZHENG TIAOYANG

食用建议

茼蒿辛香滑利，腹泻者不宜多食。

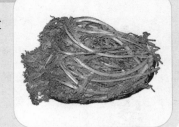

降压功效

茼蒿含有一种挥发性的精油以及胆碱等物质，具有降血压、补脑的作用。茼蒿具有平补肝肾、缩小便、宽中理气的作用，对心悸、怔忡、失眠多梦、心烦不安、痰多咳嗽、腹泻、胃脘胀痛、夜尿频多、腹痛寒疝等症有食疗作用。另外，茼蒿中富含铁、钙等元素，可以帮助身体制造新血液，增强骨骼的坚硬性，这对老年人预防贫血和骨折有好处。

降压食谱

香菇扒茼蒿

配方 茼蒿 300 克，香菇（鲜）50 克，植物油 20 克，大葱 5 克，大蒜（白皮）、料酒各 10 克，盐 2 克，香油 1 克，淀粉（玉米）5 克。

制法 ①将茼蒿洗净，切段，放入开水中焯一下，沥干；香菇洗净，切小片；葱、蒜洗净，葱切段，蒜切片。②锅中放油烧至七成热，爆香葱段、蒜片，下香菇翻炒；倒入料酒及少量水，放入茼蒿段煸炒至熟，加盐调好味；用水淀粉 10 克勾芡，淋入香油即可。

功效 温中理气，润燥通便。

茼蒿蒜泥

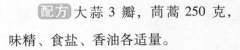

配方 大蒜 3 瓣，茼蒿 250 克，味精、食盐、香油各适量。

制法 ①茼蒿洗净，切 1 寸长段，大蒜捣烂为泥备用。②锅内放入清水煮开，茼蒿下锅开水焯 3 分钟捞出，将蒜泥，味精、精盐、香油同时放入，搅拌均匀盛盘即可。

功效 开胃健脾，降压补脑。

菠菜

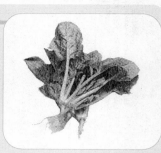

● 降压**功效**

菠菜里含有丰富的钾、镁、钙，对于血压的控制有很大帮助。钾可以排除身体多余的钠，镁能降低胆固醇、保护心脏功能、辅助心脏收缩，钙能松弛血管平滑肌、安定神经，使血压稳定。此外，菠菜中富含膳食纤维、维生素C，能控制胆固醇、降低血脂，有助于血管的保健。菠菜中含有与血管有关的营养素叶酸，对于高血压患者来说，摄取充足的叶酸来维持血管结构的完整与健康是非常必要的。菠菜中含有维生素E和硒元素等大量的抗氧化剂，具有抗衰老、促进细胞增殖的作用，有助于防止大脑的老化，防止老年痴呆症（阿尔茨海默病）；菠菜叶中含有铬和一种类胰岛素样物质，其作用与胰岛素非常相似，能保持血糖稳定。

● 降压**食谱**

姜汁菠菜

配方 菠菜250克，生姜25克，香油、花椒油、盐、味精、酱油、醋各适量。

制法 ①菠菜切断，生姜捣碎，挤出姜汁。②将菠菜放入沸水中略焯2分钟，捞出，沥干水分，装在盘中，加入各式调料拌匀即可。

功效 暖胃健脾，润燥滑肠。不但能有效降低血压，对动脉硬化亦有很好的疗效。

菠菜炒鸡蛋

配方 菠菜200克，鸡蛋3个，盐、料酒、葱花、姜末、味精、香油各适量。

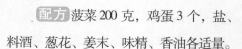

制法 ①菠菜切段，用开水焯一下捞出沥干水分；鸡蛋打散，加盐搅匀，将鸡蛋入锅炒熟后盛出。②锅内再倒油，烧热后下葱花、姜末爆香，洒入料酒，下菠菜、盐、煸炒至菠菜断生，放入炒好的鸡蛋，翻炒均匀，加味精、香油炒匀出锅。

功效 滋肝明目，润肠通便，清热凉血。适宜于高血压患者。

食用建议

苦瓜

苦瓜熟食性温，生食性寒，因此脾虚胃寒者不应生吃。此外，孕妇应慎食。

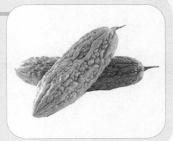

● 降压功效

苦瓜中含有苦瓜苷，具有保护血管弹性，调节血脂、降低血压的作用。苦瓜中的有效成分可以抑制正常细胞的癌变和促进突变细胞的复原，具有一定的抗癌作用。

● 降压食谱

苦瓜蚝豉排骨汤

配方 苦瓜500克，蚝豉150克，排骨300克，老姜5克，蜜枣3粒，食盐6克。

制法 ①先将排骨切块，苦瓜切半去核，蚝豉洗净。②用瓦煲烧水至开，放入排骨焯去表面血渍，倒出洗净。③用瓦煲装水、用猛火煲开后放入排骨、苦瓜、蚝豉、蜜枣、老姜，煲2小时调入盐即可食用。

功效 调血脂、降血压。适宜于高血压患者。

苦瓜菊花决明茶

配方 鲜苦瓜250克，白菊花、

决明子各 10 克。

制法 ①苦瓜剖开，去蒂、籽后洗净，切成薄片。②苦瓜与白菊花、决明子一起入砂锅，加适量水，中火煎煮 15 分钟即成。

功效 清热解毒，平肝降压。适用于肝火上炎、肝阳上亢型高血压患者。

双瓜豆腐

配方 鲜苦瓜、嫩豆腐各 200 克，冬瓜 50 克，植物油、葱花、姜末、盐、味精各适量。

制法 ①苦瓜剖开，去籽，洗净，切成薄片，入沸水焯一下，捞出待用。②冬瓜去皮、籽后洗净，切成薄片。嫩豆腐切成 1.5 厘米见方的小块，放入熟植物油锅中稍炸片刻，加入冬瓜、苦瓜片、姜末、葱花及适量水，中火煨煮 10 分钟，加盐及味精调味即成。

功效 每天 1 剂，佐餐当汤服用。清肝明目，滋肾利水，通便。

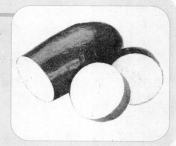

冬瓜

食用建议

冬瓜性寒凉，脾胃虚寒易泄泻者慎用；久病与阳虚肢冷者忌食。

● 降压功效

冬瓜自身所含有的丰富的维生素 C 及膳食纤维和钾元素等，十分适合于需要低钠的高血压患者食用，尤其对妊娠高血压综合征的降压效果十分明显。由于冬瓜的钠含量较少，故具有良好的利尿、消肿的功效。冬瓜中所含的丙醇二酸，能有效地抑制糖类转化为脂肪，加之冬瓜本身不含脂肪，热量不高，对于防止人体发胖具有重要意义，还有助于体形健美。冬瓜味甘性寒，清热生津，消暑除烦，在夏日服食尤为适宜。

● 降压食谱

冬瓜炖排骨

配方 排骨、冬瓜各 500 克，姜 1 块，大料 1 个，盐、胡椒粉、味精各适量。

制法 ①把排骨斩成小块，洗净沥干水分；冬瓜去皮切块；姜拍碎。②将排骨放在开水锅中烫 5 分钟，捞出用清水洗净。③将排骨、姜、大料和适量清水，上旺火烧沸，再改用小火炖约 60 分钟，放入冬瓜再炖约 20 分钟，捞出姜块、大料，再加盐、胡椒粉、味精起锅即可。

功效 利二便，润燥。适宜于高血压患者。

冬瓜银耳羹

配方 冬瓜 250 克，银耳 30 克，植物油、盐、味精、黄酒各适量。

制法 ①先将冬瓜去皮、瓤，切成片状；银耳用水泡发，洗净。②锅放火上加油烧热，把冬瓜倒入煸炒片刻，加汤、盐、烧至冬瓜将熟时，加入银耳、味精、黄酒调匀即成。

功效 滋阴利水，宁神明目。适宜于肝阳上亢型高血压。

黄瓜

食用建议

脾胃虚弱、腹痛腹泻、肺寒咳嗽者忌食。肝病、心血管病、肠胃病以及高血压患者不宜吃腌黄瓜。

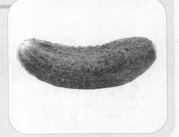

● 降压功效

黄瓜皮中所含的异槲皮苷有较好的利尿作用，使血管壁细胞含钠量下降，可起到辅助降血压的功效。黄瓜中含有的葫芦素 C 具有提高人体免疫功能的作用，可抗肿瘤；黄瓜中所含的丙氨酸、精氨酸和谷胺酰胺对肝脏患者，特别是对酒精性肝硬化患者有一定辅助治疗作用。

● 降压食谱

山渣汁拌黄瓜

配方 嫩黄瓜 200 克，山楂 30 克，白糖 50 克。

制法 ①先将黄瓜去皮及两头，洗净切成条状；山楂洗净。②锅中加水 200 毫升，将山楂煮约 15 分钟，取汁液 100 毫升。③黄瓜条入锅中加水煮熟，捞出。④山楂汁中放入白糖，在文火上慢熬。⑤待糖溶化，投入已控干水的黄瓜条拌匀即成。

功效 开胃健脾，清热凉血。

干贝黄瓜盅

配方 黄瓜 150 克，新鲜干贝

100 克，生地及芦根各 10 克，枸杞子 5 克，盐、淀粉各适量。

制法 ①生地和芦根洗净放入棉布袋入锅，加水以小火煮沸，约 3 分钟后关火，滤取药汁。②新鲜干贝洗净；黄瓜去皮洗净，切小段，挖除黄瓜中心的籽，并塞入 1 个干贝，摆入盘中。③枸杞子洗净，撒在黄瓜段上面，放入电锅内蒸熟，或是放置在蒸笼上以大火蒸 10 分钟；药汁加热，沸腾时调淀粉水勾芡，调入盐，趁热均匀淋在蒸好的黄瓜干贝盅上面即可食用。

功效 本品有降血压、降血脂、保护心血管的作用。

食用建议

丝瓜

月经不调者，身体疲乏、产后乳汁不通的妇女、高血压患者适宜多吃丝瓜。体虚内寒、腹泻者不宜多食。丝瓜汁水丰富，宜现切现做，以免营养成分随汁流走。

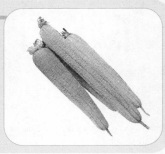

● 降压 **功效**

丝瓜含皂苷类物质，这种物质能把肠内的胆固醇结合成不易吸收的混合物，扩张血管、营养心脏。丝瓜具有清暑凉血、解毒通便、祛风化痰、润肌美容、通经络、行血脉、下乳汁、调理月经不顺等功效，能用于辅助治疗热病身热烦渴、痰喘咳嗽、肠风痔漏、崩漏带下、血淋、痔疮痈肿、产妇乳汁不下等病症。

● 降压 **食谱**

丝瓜西红柿汤

配方 西红柿2个，丝瓜1个，葱花、胡椒粉、细盐、味精各适量。

制法 ①西红柿洗净，切成薄片，丝瓜去皮洗净切片。②锅中放入熟猪油烧至六成热，加入虾汤500毫升烧开，放入丝瓜片、西红柿片，待熟时，加胡椒粉、细盐、味精、葱花调匀起锅。

功效 解毒通便，清热凉血，适宜于高血压患者。

荔枝炒丝瓜

配方 丝瓜250克，荔枝100克，植物油20克，盐3克，味精3克。

制法 ①将荔枝去皮、核；丝瓜去皮洗净，切片。②炒锅添水烧开，放入荔枝肉焯一下，捞出控水；炒锅注油烧热，放入荔枝肉翻炒，再放入丝瓜片、精盐炒熟，撒入味精即可。

功效 软坚散结，扩张血管。

茄子

食用建议

脾胃虚寒、便溏者不宜多食。

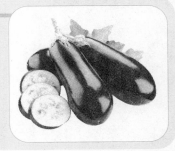

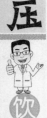
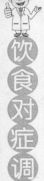
●降压功效

茄子中所含有的大量的芦丁具有很好的软化血管，维持血管弹性的生理保健功能，所以茄子具有预防动脉硬化、降低血压、保护心脑血管的功效。茄子中龙葵碱具有抑制肿瘤的作用，因此茄子具有一定的防止癌症的功效。紫色茄子中含有的各种胆碱，可以清热解毒、消肿利尿。另外，茄子中的铁元素含量较高，是预防及治疗缺铁性贫血的理想食疗蔬菜。

●降压食谱

茄子炖荸荠

配方 茄子200克，荸荠100克，猪瘦肉50克，盐、姜、葱各适量，酱油、白糖各10克，植物油50毫升。

制法 ①茄子、荸荠分别洗净，去皮，切成丝，猪瘦肉洗净，切成5厘米长的细丝；姜、葱切细丝备用。②炒锅置大火上烧热，加入植物油烧至六成热时，下入姜丝、葱丝爆香，加入猪瘦肉丝翻炒片刻，加入荸荠、茄子丝、酱油、盐、白糖、适量沸水，用小火烧煮30分钟即可。

功效 软化血管，对治疗动脉硬化、高血压有很好的疗效，宜常食。

鱼香茄子

配方 茄子300克，葱末、姜末、蒜末、豆瓣酱、白糖、盐、酱油、料酒、醋各适量。

制法 ①茄子洗净，切成滚刀块。②炒锅放油烧至八成热，下茄子块炸至酥软取出，沥净油。③锅留底油，下姜、蒜、葱、豆瓣酱炒香，放入茄子块，加入料酒、酱油炒匀，加水大火煮沸，改小火煮至茄子入味，调入白糖、盐、醋即可。

功效 营养丰富，消肿利尿，非常适宜于高血压患者。

蒜茸拌茄子

配方 茄子（紫皮长茄）200克，蒜子（白皮）30克，盐5克，香油50克，葱花、酱油各10克。

制法 将蒜去皮，捣成蒜茸；将茄子洗净，一切两半，上笼用大火蒸25分钟，出笼。将茄子置于盘内，加入蒜茸、香油、盐、酱油、葱花，拌匀即成。

功效 本品具有行气解毒、降脂降压之功效。

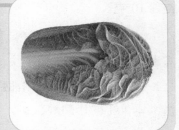

白菜

食用建议

腹泻者尽量避免食用白菜；虚寒体质的人不适合大量吃生冷的白菜，如泡菜。

降压功效

白菜中所含的粗纤维果胶，可以帮助人体加快体内新陈代谢，排除多余的胆固醇，减少血液在血管中的沉积，从而降低血压，防止血栓。白菜开胃健脾，常食有助于增强机体免疫功能。白菜中有些微量元素，能帮助分解同乳腺癌相联系的雌激素，从而有效防治乳腺癌。

降压食谱

醋熘白菜

配方 嫩白菜帮 300 克，水发海米 2 克，鲜青椒 50 克，湿淀粉 15 克，植物油 50 毫升，花椒 5 粒，香油 10 毫升，姜丝、糖、精盐、鲜汤、醋、味精、蒜片、酱油各适量。

制法 ①白菜帮切 4 厘米长、2 厘米宽的一字条形块，青椒切比白菜块小一点的一字条块。②锅内放油，加热至五成热时放入花椒粒，炸成紫红色（不要糊）时，捞出花椒粒不要，然后把白菜块放入翻炒几下，再放姜丝、蒜片、海米，再炒几下，速加醋、糖、味精、精盐、鲜汤（50 毫升），加盖焖 1 分钟后去盖，白菜断生加青椒块，翻炒几下，调好口味，用湿淀粉勾芡，点香油出锅装盘。

功效 白菜、青椒都含有丰富的维生素 C 和纤维质，与含钙丰富的海米同食，不仅能补充人体所需营养，提高人体免疫力，还可降压降脂。

黑木耳炒白菜梗

配方 白菜梗 300 克，黑木耳 40

高血压病患者适宜的蔬菜

GAOXUEYA YINSHI DUIZHENG TIAOYANG

克，红椒50克，盐4克，味精2克，淀粉10克。

制法 ①白菜梗洗净，斜切片；黑木耳泡发，洗净，撕小块；红椒去籽，洗净切片。②锅中倒油烧热，下黑木耳和红椒片翻炒，加入白菜梗，炒熟。③加入盐、味精，用水淀粉勾芡，炒匀即可。

功效 本品可减少血液凝块，预防血栓的发生，对于动脉粥样硬化和冠心病具有食疗作用，经常食用还可防癌抗癌。

竹笋

食用建议

胃病、肾炎、肝硬化、骨质疏松、佝偻病等患者不宜多食。

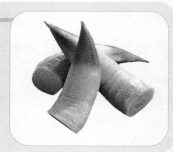

● 降压**功效**

竹笋中富含植物纤维，可减少体内多余脂肪，消痰化瘀滞，治疗高血压。竹笋富含蛋白质、氨基酸、脂肪、糖类、钙、磷、铁、胡萝卜素等营养物质，还具有低脂肪、低糖的作用，可以帮助消化，去积食。

● 降压**食谱**

● 竹笋玉米瘦肉汤

配方 嫩竹笋、甜玉米各200克，瘦肉300克，海米30克，盐、胡椒各适量。

制法 ①肉切成小方块，放入热水中氽烫，去除血腥味，捞出备用。②把洗干净的竹笋，切成合适的大小，并把它和甜玉米铺在汤锅底部。再依次加入氽烫好的肉块、冲洗好的海米于锅内，一次性加足2.5升的水，放在火上，大火烧开。③汤烧开后，维持火力煮5分钟，并用汤勺撇干净浮沫，转小火，继续煲40分钟最后加盐、胡椒调味就可以了。

功效 益气，消渴，降血压。对咳喘、糖尿病、高血压、烦渴、失眠等症有较好的食疗作用。

竹笋西瓜皮鲤鱼汤

配方 鲤鱼1条（约750克），鲜竹笋、西瓜皮各500克，眉豆60克，生姜、大枣适量，调味品适量。

制法 ①竹笋削去硬壳，再削老皮，切片，水浸1天。鲤鱼去鳃、内脏（不去鳞）洗净。眉豆、西瓜皮、生姜、大枣（去核）洗净。②把全部材料放入开水锅内，武火煮沸后，文火煲2小时，调味供用。祛湿降浊，健脾利水。

功效 适用于湿浊内盛型高血压以及高脂血症、湿性脚气病、多发性神经炎、血管神经性水肿、特发性水肿、慢性肾炎、单纯性肥胖等。

清炒竹笋

配方 竹笋250克，食用油、盐、姜片、酱油、葱段、味精各适量。

制法 竹笋去皮，洗净，切成薄片。锅内倒入食用油烧热，放入葱段爆锅，再下竹笋、姜片、盐、酱油，翻炒至热，放味精，炒匀即成。

功效 清热、化痰、镇痛。适用于高血压、小儿痰热惊病、发热头痛、妊娠眩晕等症。

芦笋

食用建议

芦笋不宜生吃，也不宜存放1周以上再吃。可低温避光保存。芦笋含有较多的天门冬酰胺、天门冬氨酸及其他多种甾体皂苷物质，对心血管病、水肿等均有疗效。

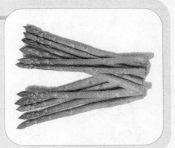

●降压功效

芦笋中的天门冬酰胺可扩张末梢血管，降低血压；槲皮黄酮有降血压、增强毛细血管弹性、降血脂，扩张冠状动脉，增加冠状动脉血流量等作用；

膳食纤维可促进新陈代谢、消化功能，有助于减肥；钾能缓解食盐中的钠对人体的损害，使血压降低。

● 降压食谱

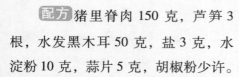

◦ 肉炒芦笋

配方 猪里脊肉 150 克，芦笋 3 根，水发黑木耳 50 克，盐 3 克，水淀粉 10 克，蒜片 5 克，胡椒粉少许。

制法 ①将水发黑木耳洗干净，捞起后沥干，切丝；猪里脊肉切成细条状；芦笋洗净，切成约 3 厘米长的小段。②将锅预热，加入植物油，先把蒜片爆香，再放入里脊肉、芦笋和黑木耳翻炒均匀，加入盐和胡椒粉调味，用水淀粉勾芡即可。

功效 营养丰富，不但能为人体提供丰富的维生素、矿物质，还提供足够的纤维质，对高血压、动脉硬化、便秘都有一定的疗效。

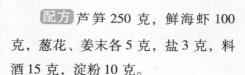

◦ 鲜虾炒芦笋

配方 芦笋 250 克，鲜海虾 100 克，葱花、姜末各 5 克，盐 3 克，料酒 15 克，淀粉 10 克。

制法 ①芦笋去老皮，洗净，切段；鲜海虾去虾须，剪开虾背，挑出虾线，洗净，用料酒、淀粉腌渍 10 分钟。②锅置火上，倒入植物油烧至七成热，放葱花、姜末炒香，放入鲜海虾、芦笋翻炒至熟，加盐调味即可。

功效 扩张血管，降低血压。两者都有降压功效，合食效果倍增。

莴笋

食用建议

视力弱者不宜多食，有眼疾特别是夜盲症的人也应少食。

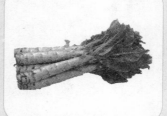

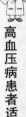

● 降压功效

莴笋含钾量较高，有利于钠的排出，多食可以防止高盐摄入引起的血压升高，维持水平衡，减少对心脏的压力，对高血压和心脏病患者极为有益。莴笋味道清新且略带苦味，可刺激消化酶分泌，增进食欲；莴笋中的乳状浆液，可促进胃液、胆汁的分泌，从而提高各消化器官的功能；莴笋含有多种维生素和矿物质。具有调节神经系统功能的作用；莴笋中钾含量大大高于钠含量，有利于体内的水电解质平衡，促进排尿和乳汁的分泌。

● 降压食谱

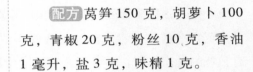

莴笋炒香菇

配方 嫩莴笋 150 克，新鲜香菇 100 克，胡萝卜、蒜各 10 克，色拉油、盐、蚝油、湿生粉各适量，熟鸡油 1 毫升。

制法 ①将莴笋、胡萝卜去皮切菱形片，香菇去蒂洗净，蒜切片。②鲜香菇加入蚝油，用小火煨透，倒出待用。③先用蒜片爆香锅，下莴笋片、胡萝卜片炒至快熟，再加香菇，盐用中火炒透，最后用湿生粉勾芡，淋入熟鸡油即可。

功效 降压解脂，解毒通便。非常适宜高血压或高脂血症患者食用。

三丝莴笋

配方 莴笋 150 克，胡萝卜 100 克，青椒 20 克，粉丝 10 克，香油 1 毫升，盐 3 克，味精 1 克。

制法 ①将莴笋、胡萝卜、青椒分别洗净，切成丝备用。②锅中倒入水烧开放入莴笋、胡萝卜、青椒丝焯透，捞出晾凉；粉丝用温水泡软，切成段。③把莴笋、胡萝卜、青椒丝和粉丝都放入盘中；放入盐、味精、香油拌匀即可。

功效 清热凉血，补肝明目，健脾开胃。

马齿苋

食用建议

阴虚内热或疮疡、目疾者慎用；忌与胡椒同食；不宜与甲鱼同食；孕妇要禁食。

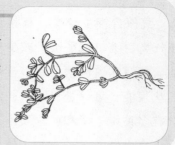

◉ 降压 **功效**

马齿苋含有大量的钾盐，有良好的利水消肿作用；钾离子还可直接作用于血管壁上，使血管壁扩张，阻止动脉管壁增厚，从而起到降低血压的作用。马齿苋具有清热解毒、消肿止痛的功效，对肠道传染病，如肠炎、痢疾等，有独特的食疗作用。马齿苋还有消除尘毒，防止吞噬细胞变形和坏死，止尘肺病发生的功能。

◉ 降压 **食谱**

◉ 马齿苋炒鸡丝

配方 鲜马齿苋400克，鸡脯肉100克，葱、姜末各10克，鸡蛋1枚（取蛋清），油、盐、料酒、湿淀粉、味精、香油各适量。

制法 将马齿苋择洗干净，沥水备用。鸡脯肉切细丝，放碗内，加盐、味精、料酒抓匀，再放蛋清、湿淀粉抓匀。炒勺置中火上，加油烧至五成热，下入鸡丝划散，倒入漏勺沥油。炒勺置旺火上，加油烧至七成热

时，煸葱、姜末，下马齿苋、料酒、清汤，炒至断生，下盐、味精、鸡丝炒匀，再放湿淀粉勾芡，最后淋香油，装盘即可。

功效 清热凉血，解毒利水，消肿止痛，适宜于高血压患者食用。

◉ 马齿苋包子

配方 马齿苋500克，韭菜250克，鸡蛋4枚，精盐、酱油、猪油、味精、葱末、姜末、面粉各适量。

制法 将马齿苋、韭菜分别洗净，阴干 2 小时后切碎。将鸡蛋炒熟研碎。鸡蛋与马齿苋、韭菜及精盐、酱油、猪油、味精、葱末、姜末一起拌成馅。将面粉和成面团，搓成面皮。包入拌好的馅做成包子，上笼屉蒸熟即可。

功效 活血散结，化瘀消脂。适宜于高血压、高脂血症患者食用。

荸荠

食用建议

荸荠属于生冷食物，对脾肾虚寒和有血瘀的人来说不太适宜。荸荠不宜与驴肉同食。

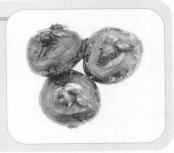

● 降压**功效**

荸荠中含有不耐热的抗菌成分——荸荠英，对金黄色葡萄球菌、大肠杆菌及绿脓杆菌等均有一定的抑制作用，同时对降低血压也有一定效果。荸荠还含有粗纤维，可防止便秘，还具有清热解毒、降血压、利尿等作用。荸荠具有凉血生津、化湿祛痰、消食除胀的功效，对黄疸、痢疾、小儿麻痹等疾病有食疗作用。

● 降压**食谱**

西芹荸荠炒鸡丁

配方 荸荠、西芹、鸡肉各 90 克，花生 20 克，生姜 10 克，花生油 500 毫升（实耗油 30 毫升），盐 3 克，湿生粉少许。

制法 ①先将荸荠、西芹、鸡肉都切丁，生姜切片，鸡丁用少许盐、生粉先腌好。②炒锅下花生油，放入花生米，用小火慢炸至香脆，倒出待用，鸡肉用剩下的油泡至刚熟倒出。锅内留油少许，放入姜片、荸荠、西芹、盐，炒至断生。③再加入泡好的鸡丁，用中火炒匀，用湿生粉打芡，下花生米翻炒片刻即成。

功效 清热凉血，润燥滑肠，利二便。适宜于高血压患者食用。

荸荠粳米粥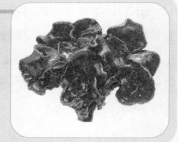

配方 荸荠150克，粳米100克，枸杞子、白糖各少许。

制法 ①将荸荠冲洗干净，去尖，去皮，切成小块，放入沸水锅内稍余捞出。②粳米淘洗干净，备用。③粳米加适量清水放入锅中，用大火煮沸后，加入荸荠，再用小火续煮至粥成，加枸杞子，再用白糖调味即可。

功效 降压，利尿。

海蜇荸荠汤

配方 海蜇皮50克，荸荠100克。

制法 海蜇皮洗净，荸荠去皮切片，同煮汤。吃海蜇皮、荸荠，饮汤，每日2次。

功效 清热化痰，滋阴润肺。适用于阴虚阳亢型高血压。

黑木耳

食用建议

痔疮患者不宜食用；孕妇不宜多吃；食用鲜木耳可中毒。

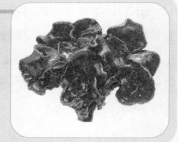

●降压功效

黑木耳的含钾量较高，是优质的高钾食物。补钾对控制高血压与限钠一样有效。增加钾的摄入，一方面能促进钠的排泄，抑制钠的升压效应，另一方面，钾本身有扩张血管的作用，从而使血压降低。木耳中含有丰富的铁离子，经常食用黑木耳可以预防及治疗缺铁性贫血，还具有抗血凝的功效。黑木耳中的膳食纤维及抗肿瘤物质能够促进消化、排毒清肠、增强机体免疫力、预防癌症等。

降压食谱

木耳拌海米

配方 水发木耳 250 克，水发海米 50 克，精盐、味精、蒜泥、姜末、香油、鲜汤各适量。

制法 ①将黑木耳洗净，择成小块，放入沸水中略汆捞出，沥干水，放入平盘内。②用精盐、鲜汤、味精拌匀，放在姜末、蒜泥、海米上，淋入香油少许即可。食用时拌匀。佐膳食用。

功效 预防冠心病、高血压、高脂血症。

胡桃黑木耳羹

配方 猪瘦肉 50 克，黑木耳 15 克，豆腐 200 克，胡桃 150 克，调料适量。

制法 ①猪肉剁碎粒，豆腐切丁，黑木耳撕片。②先将肉粒在油锅内煮熟，掺鲜汤适量，入豆腐丁、胡桃、黑木耳片。③锅烧开，拌调料食用。

功效 滋肾利水，温中益气。

香菇

食用建议

肾脏疾病患者、痛风或尿酸过高者忌食。

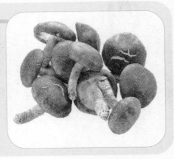

降压功效

香菇中含有的胆碱，可分解血液中同型半胱氨酸，保护血管健康，降低血压，此外还具有维护脑部健康、防止记忆力衰退的作用。香菇菌盖部分含有双链结构的核糖核酸，进入人体后，会产生具有抗癌作用的干扰素；香菇的多糖体能增强细胞免疫功能，且具有明显的抗癌活性，可以使因患肿瘤而降低的免疫功能得到恢复。

● 降压食谱

柠檬香菇汤

配方 香菇 200 克，柠檬 1 个，红椒丝少许，白糖适量，高汤 8 杯。

制法 ①将柠檬洗净，切片，再留少许柠檬皮切丝备用，香菇去柄洗净，剞十字花刀。②汤锅中加高汤煮沸，放柠檬、香菇、红椒丝，加白糖煮至入味即可。

功效 降压解脂，维护血管健康。

香菇汤

配方 鲜香菇 7 朵。

制法 将鲜香菇洗净，放入锅中，加入清水适量，煮至香菇熟即可。

功效 每日 1 次，吃香菇，喝汤。可健脾益胃，补气健身，降脂降压，对气血不足型、阴阳两虚型及痰浊内蕴型高血压病患者适用。

西兰花

食用建议

西兰花常常会有农药残留，还容易生菜虫，因此在食用西兰花之前，用盐水浸泡几分钟，有助于去除残留的农药。

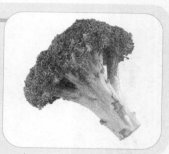

● 降压功效

西兰花中一定量的类黄酮物质，对高血压、心脏病有调节和预防的功用。同时，西兰花属于高纤维蔬菜，能有效降低肠胃对葡萄糖的吸收，进而降低血糖，有效控制糖尿病的病情。西兰花含维生素 C 较多，比大白菜、番茄、芹菜都高，在防治胃癌、乳腺癌方面效果尤佳。西兰花还能增强机体免疫功能，它的维生素 C 含量极高，不但有利于人的生长发育，更重要的是能提高人体免疫功能，促进肝脏解毒，增强人的抗病能力。此外，研究表明，从西兰花中提取的一种酶能预防癌症，这种物质叫萝卜子素，有提高致癌物解毒酶活性的作用。

● 降压食谱

什锦西兰花

配方 西兰花、菜花各 200 克，胡萝卜 50 克，红辣椒、盐、鸡精、淀粉、植物油各适量。

制法 ①西兰花、菜花切成小朵，胡萝卜去皮、切片，红辣椒去籽、切块，将切好的全部蔬菜放入热水中焯一下。②锅内留少量油，倒入全部材料翻炒，加盐、鸡精调味，最后用淀粉勾芡即可。

功效 此菜含有丰富的营养，不但能提供人体所需，还具有降低血脂、降低血压的功效。

西兰花烧双菇

配方 西兰花 200 克，香菇、白蘑菇各 100 克，胡萝卜 50 克，盐、蘑菇精、蚝油、白糖、淀粉、原味鸡汁各适量。

制法 ①西兰花切成小朵，香菇、白蘑菇切片，胡萝卜切丁。②将适量的蚝油、鸡汁入锅，倒入配方中的全部蔬菜小火煨 5 分钟，加盐、蘑菇精、白糖调味，再用淀粉勾芡。

功效 软坚散结，扩张血管，有效预防高血压和心脏病。

西兰花炒牛肉

配方 西兰花 200 克，牛肉 150 克，胡萝卜半根，料酒、淀粉、酱油各 10 克，盐 3 克，白糖、蒜茸、姜末各 5 克。

制法 ①牛肉洗净，切薄片，放入碗中，加料酒、酱油、淀粉腌渍 15 分钟；西兰花择洗干净，掰小朵，用盐水洗干净，沥干；胡萝卜去皮，洗净，切片。②锅置火上，倒油烧至五成热，下牛肉滑散，待牛肉变色，捞出，沥油。③锅留底油烧热，下蒜茸、姜末炒香，加入胡萝卜、西兰花翻炒，将牛肉下锅，加料酒后略炒，再加盐、白糖炒匀即可。

功效 滋肾壮腰，补肝明目，有效提高人体免疫力。

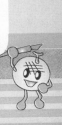

油菜

孕早期妇女、目疾患者、小儿麻疹后期及疥疮患者应少吃油菜。

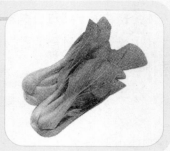

● 降压 功效

油菜中的膳食纤维能与胆酸盐和食物中的胆固醇及甘油三酯结合，并从粪便排出，从而减少脂类的吸收，故可用来降血脂。常吃油菜能起到清血降压、强健视力、清热解毒的作用。中医认为油菜能活血化瘀，可用于治疗肿、丹毒食疗。油菜中所含的植物激素，能够增加酶的形成，对进入人体内的致癌物质有吸附作用，故有防癌功能。此外，油菜还能增强肝脏的排毒机制，对皮肤疮疖、乳痈有治疗作用。

● 降压 食谱

油菜豆腐汤

配方 油菜150克，豆腐100克，葱花、盐、鸡精、植物油各适量。

制法 ①油菜择洗干净，对半切开；豆腐洗净，切块。②炒锅置火上，倒入植物油，待油温烧至七成热，炒香葱花，放入豆腐翻炒均匀，加适量清水大火烧沸，转小火煮5分钟，倒入油菜煮熟，用盐和鸡精调味即可。

功效 清热凉血，解毒通便。适用于高血压患者。

油菜虾皮粥

配方 大米100克，油菜150克，虾皮15克，精盐少许。

制法 ①将油菜洗净，切成小段；大米淘洗干净；虾皮泡软，洗净备用。②锅中加入适量清水，先下入大米旺火烧沸，再转小火熬煮至粥将成，然后放入油菜段、虾皮、精盐煮至米粥黏稠时，即可出锅。

功效 补钙强体，解毒消炎，降压效果也很明显。

土豆

食用建议

未成熟青紫皮和发芽土豆可致中毒，不可食用。孕妇慎食以免增加妊娠风险。

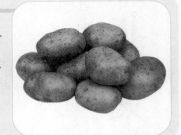

降压功效

土豆富含钾，每100克土豆中的钾含量高达300多毫克，能取代体内的钠，同时能将钠排出体外，防止血压升高。土豆含有大量膳食纤维，能宽肠通便，防止便秘，预防肠道疾病的发生，还能增加饱腹感，有助减肥。

降压食谱

凉拌土豆丝

配方 土豆400克，鲜葱20克，精盐、味精、香油各1/2小匙。

制法 ①把土豆削净表皮，切细丝，葱切丝。②土豆丝放入清水中漂洗，捞出放入开水中稍煮（开锅即可），放入凉水中漂透，捞出控净水分。③把土豆丝、精盐、味精、香油同放碗中，拌匀装盘，放上葱丝即成。

功效 润肠通便，减肥瘦身，降低血压。本菜对高血压有很好的食疗效果，宜常食。

醋熘土豆丝

配方 土豆1个，干辣椒、醋、盐、生抽、味精适量。

制法 ①土豆切丝，放入水中浸泡，尽量洗掉淀粉。②在油锅内放入干辣椒翻炒几下，再放入土豆丝翻炒，加醋、盐、生抽和味精，炒几下即可。

功效 开胃，健脾，消食，通便，不但能有效地降低血压，对便秘也有一定的预防作用。

韭菜

韭菜性愠，味辛，具有补肾助阳作用，故可用于治疗阳痿、遗精、早泄等病症。阴虚、火旺者忌食。

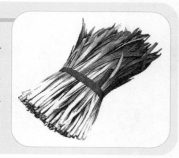

● 降压 功效

韭菜中含有挥发油及含硫化合物，可以调节机体代谢，具有增进食欲、杀菌消炎、降低血压、降低血脂的作用。韭菜中含有大量的维生素和粗纤维，能增进胃肠蠕动，保持大便通畅，治疗便秘，预防肠癌的发生。

● 降压 食谱

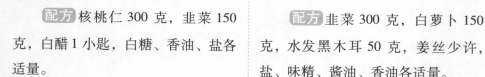

核桃拌韭菜

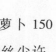

配方 核桃仁 300 克，韭菜 150 克，白醋 1 小匙，白糖、香油、盐各适量。

制法 ①核桃仁用开水泡胀，剥去皮，用清水洗净沥干水分；韭菜用温开水洗净，切成 3 厘米长的段备用。②油锅烧至七成热时，下入核桃仁炸成浅黄色捞出。③在另一只碗中放入韭菜、白糖、醋、盐、香油，拌入味，和核桃仁一起装盘即成。

功效 滋阴养肾，降压壮阳，强体健身。能提高高血压患者的机体抵抗力。

白萝卜炒韭菜

配方 韭菜 300 克，白萝卜 150 克，水发黑木耳 50 克，姜丝少许，盐、味精、酱油、香油各适量。

制法 ①将韭菜择净，切段；白萝卜、水发黑木耳洗净，均切丝备用。②先将油锅烧热，下入姜丝爆香，放入白萝卜丝煸炒至八分熟，然后放入黑木耳、韭菜段翻炒。③调入酱油、盐、味精翻炒至成熟，淋上香油，装盘即可。

功效 降压降脂，对于高血压患者有很好的疗效。

南瓜

食用建议

患有黄疸、脚气病的人忌食南瓜；南瓜不可与羊肉、醋、鲤鱼、螃蟹、虾、油菜等同食。

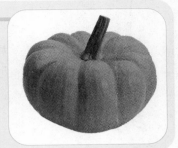

● 降压**功效**

南瓜高钙、高钾、低钠，适合高血压患者，南瓜中的果胶能和体内多余的胆固醇结合，使胆固醇吸收减少，可预防高血压发生。南瓜含有淀粉、蛋白质、钙、磷等成分，南瓜中的类胡萝卜素可维持正常视觉，促进骨骼的发育。

● 降压**食谱**

红枣煮南瓜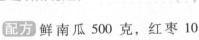

配方 鲜南瓜 500 克，红枣 10 枚，枸杞子 10 克，红糖适量。

制法 ①将南瓜去皮洗净切成小块，红枣略泡去核，枸杞子用水泡软洗净。②锅置火上，加水、红糖、南瓜、枸杞子、红枣煮至熟烂即可。

功效 南瓜中糖类、胡萝卜素、维生素 A、维生素 C、磷元素和钙元素的含量较高，有健脾益气、补血健脑的功效。

粳米南瓜粥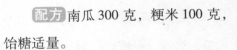

配方 南瓜 300 克，粳米 100 克，饴糖适量。

制法 ①先将南瓜洗净切丁，粳米淘洗干净。②净锅上火，加入适量清水、南瓜丁、粳米、饴糖共煮成粥。每日 1~2 次，温热服食。

功效 补中益气，润燥滑肠，适宜于高血压患者食用。

山药

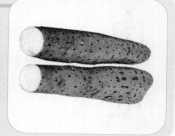

● 降压功效

山药中含有的膳食纤维，具有调整糖类和脂类代谢的作用，能结合胆酸，避免其合成为胆固醇沉积在血管壁上导致血压升高。山药含有淀粉酶、多酚氧化酶等物质，有利于脾胃消化吸收，是一味平补脾胃的药食两用之品。不论脾阳亏或胃阴虚，皆可食用。临床上常用于治疗脾胃虚弱、食少体倦、泄泻等病症。

● 降压食谱

清炒山药丝

配方 山药200克，青红椒、盐、鸡精、鸡汤、白糖、白醋、葱、姜各适量。

制法 ①山药去皮切丝，青红椒、葱、姜切丝；山药、青红椒丝入开水锅焯一下过凉。②将鸡汤、盐、鸡精、白糖、白醋、葱姜丝放到锅中调汁；锅中放油烧热倒入山药丝、青红椒丝、倒入调好的汁翻炒均匀即可。

功效 开胃消食，健脾益气，通便。非常适用于高血压患者。

山药炖排骨

配方 排骨500克，山药250克，味精、盐、姜各适量。

制法 ①排骨切条，放入沸水中氽约5分钟沥水。②锅内倒入清水，下排骨、姜，用中火烧开，转小火炖；山药放入沸水中氽一下，待排骨炖至五成熟时，放入山药炖半小时，拣去姜，放入盐、味精即可。

功效 滋阴润燥，强肾壮腰。

茭白

食用建议

茭白不适宜阳痿、遗精者、脾虚胃寒、肾脏疾病、尿路结石或尿中草酸盐类结晶较多者、腹泻者食用。不宜与豆腐同食，否则易形成结石。

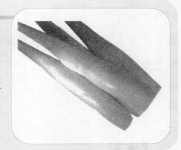

降压功效

茭白富含的钾，进入人体可以对抗钠所引起的升压和血管损伤，起到稳定血压的作用。高血压患者，尤其是服用利尿药的患者常吃茭白有利于稳定血压。茭白所含膳食纤维能促进肠道蠕动，预防便秘及肠道疾病；茭白所含豆醇能清除体内的活性氧，抑制酪氨酸酶活性，从而可阻止黑色素生成，还能软化皮肤表面的角质层，使皮肤润滑细腻。

降压食谱

海米拌茭白

配方 海米30克，茭白300克，香油20毫升，盐3克，味精1克。

制法 ①茭白剥去老皮，洗净后切成0.5厘米厚、1厘米见方的块，放入沸水锅中焯一下，捞出晾凉后放入盆内，撒入盐和味精稍腌片刻。②海米用开水泡发，捞入碗中，泡海米的汁水去除泥沙后留用。③锅中放入香油烧热，放入海米炸出香味，烹入适量的泡海米的汁水煮沸，晾凉后

浇在茭白片上，拌匀即成。

功效 清热凉血，降压解脂，稳定血压。

酱烧茭白

配方 嫩茭白500克，甜面酱30克，黄酒10毫升，白糖20克，葱花、水淀粉、鸡精、香油各适量。

制法 ①茭白切去老根，洗净后纵切成两半，用刀背稍拍一下，使其质地变松软，切成条待用。②炒锅上火，放油烧至六成热，将茭白条下锅炸熟捞

出。锅中留少许油，趁热放入甜面酱、黄酒、葱花、白糖、少量水、鸡精，烧沸后，放入茭白炒匀，用水淀粉勾芡，淋上香油即可起锅。

功效 润肠通便，降低血压，适用于高血压患者。

食用建议

银耳

银耳汤过夜后营养价值低，不宜食用。变质发黑的银耳食后易中毒，忌食。

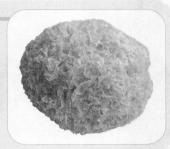

◎ 降压功效

银耳中的磷脂具有健脑安神的作用。银耳所含的膳食纤维和胶质则有利于中老年人润肠通便。银耳多糖具有抗癌、抗炎、抗放射线、抗衰老的作用，可提高肝脏的解毒能力，并能改善肾功能，降低血胆固醇、甘油三酯等。银耳的一个能稳定血压的重要成分为银耳多糖，主要有酸性多糖、中性杂多糖、酸性低聚糖等。银耳多糖具有显著的抗氧化作用，能降低血管的外周阻力、改善动脉血液循环，减少血液黏稠度，避免血栓形成。

◎ 降压食谱

榨菜炒银耳

配方 水发银耳300克，榨菜200克，葱末、姜末、蒜末各适量，盐、味精、白糖、植物油各适量。

制法 ①银耳去蒂，洗净，撕成小朵；榨菜洗净，切成片，入沸水锅中焯烫一下，捞出沥干水分备用。②锅置火上，倒入植物油烧至五成热，放入葱末、姜末、蒜末炝锅，放入榨菜片、银耳翻炒，再加入盐、白糖翻炒至熟，出锅前加味精调味即可。

功效 本品具有清热解毒、益气降压、平肝潜阳、健脾止泻的作用。适用于肝火上炎型高血压患者。

银耳杏仁百合汤

配方 瘦肉 500 克，银耳、南北杏仁各 15 克，百合 20 克，蜜枣 6 粒。瘦肉洗净切片。

制法 将以上各原料加清水 6 碗，煲 2 小时汤成。

功效 该汤瘦肉清润；银耳滋养润燥降压；杏仁止咳、逆下气、除风热、散胸膈热带；百合治热病烦躁不安、肺热咳嗽、久咳。

金针菇

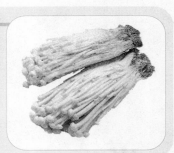

食用建议

特别适合气血不足、营养不良的老人、儿童，癌症患者，肝脏病及胃十二指肠道溃疡、高血压等心脑血管疾病患者食用。脾胃虚寒者不宜食用。

● 降压 **功效**

金针菇中含有丰富的钾元素，可以有效地调节人体内的钾钠平衡，具有降低血脂、降低血压的功效。炒金针菇十分适合于高血压及糖尿病等心脑血管疾病的患者食用。金针菇氨基酸的含量非常丰富，高于一般菇类，尤其是赖氨酸的含量特别高，赖氨酸具有促进儿童智力发育的功能，它所含的朴菇素有增强机体对癌细胞的抗御能力，能增强机体正气，防病健身。

● 降压 **食谱**

金针猪心汤

配方 金针菇 100 克，猪心 1 个，油菜少许，盐适量。

制法 ①猪心洗净，入沸水中焯烫，捞起挤去血水，洗净切薄片，油

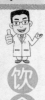
菜洗净，金针菇洗净备用。②锅内加水煮沸，分别放入猪心片、金针菇、油菜煮熟。③将所有材料盛入碗内，加盐调味即可。

功效 金针菇是一种高钾低钠食品，所以非常适用于高血压患者、肥胖者和中老年人食用，可以起到抑制血脂升高，降低胆固醇，防治心脑血管疾病的功效。

金针菇黄瓜卷

配方 金针菇 150 克，黄瓜 100

克，蟹肉棒 50 克，红辣椒少许，芥末、生抽、盐、香油各适量。

制法 ①金针菇切去头，锅里的水烧开，放入金针菇，加少许盐煮 5 分钟捞起。②黄瓜用刨刀刨成片，蟹肉棒撕成细丝，红椒切丝。③将金针菇和蟹肉丝用黄瓜卷起来，绕上红椒丝摆好。④将芥末、生抽、香油调匀，浇到黄瓜卷上即可。

功效 润燥通便，益气补中，降压降脂。适用于高血压患者。

平菇

食用建议

过敏体质者及肾功不全者忌食。

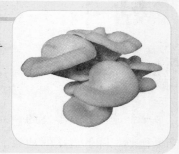

● 降压 功效

平菇多糖中的牛磺酸是胆汁酸的成分。对脂类物质的消化吸收和溶解胆固醇都有重要作用，可以加快机体的代谢进程，减少血清胆固醇、降低血压。平菇中营养丰富，含有多种维生素及矿物质，可以促进机体的新陈代谢、改善体质、调节神经功能，增强机体免疫力，对体虚之人有很好的营养作用；平菇中的硒多糖等成分，具有抗肿瘤细胞的作用，具有免疫特性，对肿瘤细胞有较强的抑制能力。

降压食谱

平菇炒牛肉

配方 平菇 150 克，牛肉 100 克，粗盐 1/3 小匙，干贝素 1 小匙，鲍汁 1 汤匙，花生油、姜汁、食粉、湿生粉各适量，姜米 1 小匙。

制法 ①将平菇撕成块，焯水。②牛肉切片，用少许姜汁、食粉腌制。③热锅下油，先下姜米爆香，再下平菇、牛肉快炒，调味、勾芡即可。

功效 强身健体，补中益气，降压解脂。适用于高血压患者。

什菌生鱼汤

配方 生鱼 1 条（约 300 克），草菇、金针菇、平菇、冬菇各 20 克，生姜 10 克，葱、盐各 5 克，花生油 5 毫升，绍酒 2 毫升，胡椒粉少许，清汤适量。

制法 ①将生鱼洗净砍成块，金针菇切去根部，平菇切成条，草菇、冬菇切片，生姜去皮切片，葱切花。②锅内下油，待油热时放入姜片、生鱼块，用中火煎至稍黄，倒入绍酒，注入清汤，烧开。③然后倒入瓦煲内，加入草菇、金针菇、平菇、冬菇，用中火煲 35 分钟，至汤白时调入盐、胡椒粉，继续煲 10 分钟，撒入葱花即可食用。

功效 营养丰富，能为人体提供丰富的维生素和矿物质，另外还具有降低血压的功效。

食用建议

莲藕

脾胃虚寒者慎食。

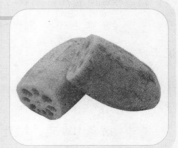

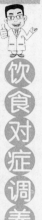

● 降压功效

莲藕的膳食纤维能够刺激肠道，治疗便秘，促进有害物质的排出，减少胆固醇和降胝血糖值，具有预防糖尿病和高血压的作用。莲藕含有丰富的单宁酸，单宁酸具有收敛性，能够收缩血管而止血，还有降低血压的功效。莲藕的营养价值很高，富含铁、钙等微量元素，植物蛋白质、维生素以及淀粉含量也很丰富，有明显的补益气血、增强人体免疫力作用。若将老藕制成藕粉，极易消化吸收，更适宜一切虚弱之人。莲藕中含有黏液蛋白和膳食纤维，能与人体内胆酸盐、食物中的胆固醇及甘油三酯结合，使其从粪便中排出，从而减少脂类的吸收。莲藕能散发出一种独特清香，还含有鞣质，有一定健脾止泻作用，能增进食欲，促进消化，开胃健中，有益于胃纳不佳，食欲缺乏者恢复健康。

● 降压食谱

酱香藕片

配方 藕 250 克，色拉油、葱、黄酱、水各适量。

制法 藕削皮切片，锅里放油，放入葱白爆香，倒进藕片，大火煸炒，感觉粘锅时撒点水继续炒，煸炒 1 分钟，加入两勺黄豆酱，翻炒均匀继续洒水翻炒；熟透后撒上葱花，翻炒均匀即可。

功效 健脾止泻，开胃健中，润燥滑肠，益气降压。

绿豆炖藕片

配方 鲜藕 100 克，绿豆 150 克，肉汤 1500 毫升，姜 15 克，盐 5 克，胡椒粉、味精各 3 克。

制法 ①绿豆洗净用清水泡 2 小时，鲜藕去皮、节，洗净切成梳子背形的块，白矾放入 2000 毫升清水中，溶解后备用；姜洗净切片。②将锅置火上，注入清水烧沸，入藕块煮 5 分钟捞出，用凉水漂洗 2 次。③净砂锅置火上，注入肉汤，烧沸后下藕片、绿豆、生姜片同煮，煮至绿豆酥烂时加入胡椒粉、盐、味精调味装碗即可。

功效 鲜藕可利湿轻身，通经活血；绿豆可清热解毒，消暑利水，益气除烦，养心，平肝潜阳。以绿豆炖藕，对肝阳上亢型高血压以及高血压所致的水肿食疗效果显著，并能起到养心安神的效果，可用于防治因情绪激动所致的高血压。

第五章
高血压病患者适宜的水果

苹果

食用建议

糖尿病患者少食；冠心病、心肌梗塞、肾病、胃寒患者忌生食苹果。

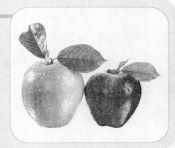

● 降压功效

　　苹果中含有果胶质，是一种可溶性纤维素，也有助于降低胆固醇。苹果还富含粗纤维，能刺激肠道蠕动，促进排便，防止血中胆固醇的增高。高血压患者、动脉粥样硬化症患者、冠心病患者，适宜长年不间断地食用苹果，每天吃 1～2 个中等大小的苹果，持之以恒，会取得很好的效果。苹果中还含有一定量的钾盐，可将人体血液中的钠盐置换出来，有利于降低血压。苹果性凉，味甘，具有生津润肺、健脾益胃、除烦醒酒功能。苹果中含有较多的苹果酸，可使积存在体内的脂肪分解，具有减肥作用。

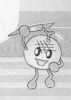

● 降压**食谱**

糖拌苹果

配方 苹果 1000 克，白砂糖 100 克，盐 5 克。

制法 ①苹果洗净，晾干放入坛子；锅内加上适量的清水、白糖和盐，等到水沸腾、白糖和盐都融化后，把沸水晾凉倒入苹果坛内，要保证糖水淹没苹果。②将坛口密封后放置阴凉处 15 天后取出，将苹果切片装盘，撒白糖即可。

功效 生津润肺，健脾益胃，通便。适宜于高血压患者。

枸杞水果茶

配方 苹果、梨各 1 个，枸杞子、冰糖各 10 克。

制法 ①苹果、梨洗净，去蒂，除核，切块；枸杞子洗净。②锅置火上，放入苹果块、梨块和没入锅中食材的清水，大火烧开后转小火煮 15 分钟，下入枸杞子煮 5 分钟，加冰糖煮至化开即可。

功效 软化血管，降低血液黏稠度。

猕猴桃

食用建议

易腹泻、尿频者或月经过多的女性忌食。

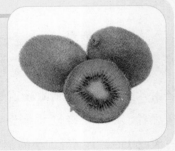

● 降压**功效**

猕猴桃果实中富含精氨酸，能有效地改善血液循环，降低血压，降低胆固醇，阻止血栓的形成，降低冠心病、高血压、心肌梗死、动脉硬化等心血管疾病的发生；猕猴桃中所含的纤维，以果胶为主，可降低血中胆固醇浓度，降低血压，预防心血管疾病。猕猴桃中的微酸，能促进肠胃蠕动，减少肠胃胀气，改善睡眠；猕猴桃中丰富的维生素 C，可以防止视网膜发生黄斑部病变；猕猴桃中所含的精氨酸能帮助伤口愈合，并可用于治疗阳痿，猕猴桃中含有多种氨基酸，可促进生长激素分泌。

● 降压食谱

生菜水果沙拉

配方 生菜 1 棵（约 250 克），苜蓿芽 150 克，苹果半个，猕猴桃 1 个，红甜椒丁、黄甜椒丁各适量，酸奶 3 大匙，牛奶 2 大匙。

制法 ①生菜洗净，用剪刀或锐利的水果刀沿菜心剖开，把菜心取出，叶片一片一片取下，再剪成圆形放入冰水冲泡一下。②苹果洗净切丁；猕猴桃削皮、切丁，和红、黄甜椒丁混合。③苜蓿芽洗净、沥干；酸奶和牛奶混合成酸奶酱汁。④生菜叶上放苜蓿芽、混合的蔬果各适量，淋上酸奶酱汁即可。

功效 降血压，防治血管硬化，对高血压、动脉硬化、冠心病等有很好的疗效。

猕猴桃肉丝

配方 瘦猪肉 300 克，猕猴桃 100 克，盐、料酒、白糖、胡椒粉、蛋清、淀粉、高汤、植物油各适量。

制法 ①将瘦猪肉洗净切成丝，用盐、料酒、蛋清、淀粉上浆待用。猕猴桃洗净去皮切丝待用；用碗将盐、料酒、白糖、胡椒粉、高汤、淀粉对成芡汁待用。②点火入油至五成热时，下浆好的猪肉丝炒散，下猕猴桃丝略炒匀，烹入兑好的芡汁，收汁起锅入盘即可。

功效 降低血液中胆固醇含量，有效降低血压。

冰糖猕猴桃

配方 猕猴桃 250 克，冰糖适量。

制法 将猕猴桃洗净，去皮，切成小块，置于碗中，放入冰糖，上笼蒸至桃肉熟烂，取出即可食用。

功效 生津养阴、降压降脂。适用于高血压、高血脂、冠心病、咽喉疼痛、心烦口渴等病症。

草莓

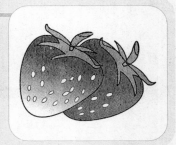

降压功效

　　草莓含有丰富的维生素 C，能够促进人体合成氮氧化物，而氮氧化物具有扩张血管的作用，从而有助于降低血压。草莓中含有的钾，有助于钠的代谢和排出，因此具有调节血压的功能，可减少降压药的服用量。草莓味甘、酸，性凉，对肠胃病和心血管病有一定防治作用。此外，草莓还有滋润营养皮肤的功效，对减缓皮肤出现皱纹有显著效果。

降压食谱

草莓绿豆粥

　　配方 糯米、草莓各 250 克，绿豆 100 克，白糖适量。

　　制法 ①绿豆挑去杂质，用清水浸泡 4 小时。②糯米与泡好的绿豆一并放入锅内，加入适量清水，用旺火烧沸后，转微火煮至米粒开花，绿豆酥烂，加入草莓、白糖搅匀，稍煮一会儿即成。

　　功效 清热祛火，滋阴润燥，益气降压。对于防治高血压、动脉硬化有疗效。

草莓珍珠奶茶

　　配方 珍珠 2 大匙，草莓粉 50 克，鲜奶 30 毫升。

　　制法 先将珍珠放入杯中垫底。将草莓粉倒入杯中，再倒入 50 毫升冰水。放入鲜奶后拌匀即可。

　　功效 本品对高血压、动脉硬化、冠心病有较好的食疗作用，除此之外，还有提高人体免疫力、延缓衰老等功效。

葡萄

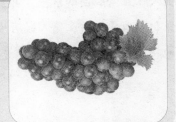

● 降压功效

葡萄中钾元素含量较高，能帮助人体积累钙质，调节血压，促进肾脏功能，调节心搏次数。葡萄中含有天然的聚合苯酚，能与病毒或细菌中的蛋白质化合，使之失去传染疾病的能力，尤其对肝炎病毒、脊髓灰质炎病毒等有很好的杀灭作用。葡萄中含有一种叫白藜芦醇的化合物质，可以防止正常细胞癌变，并能抑制已恶变细胞扩散，有较强的防癌抗癌功能。葡萄果实中，葡萄糖、有机酸、氨基酸、维生素的含量都很丰富，可补益和兴奋大脑神经，对治疗神经衰弱和消除过度疲劳有一定效果。

● 降压食谱

菠萝葡萄羹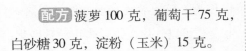

配方 菠萝100克，葡萄干75克，白砂糖30克，淀粉（玉米）15克。

制法 ①将菠萝切丁；葡萄干洗净。②锅内加水烧开，下入菠萝、葡萄干烧开；再加入白砂糖烧化熬透；用湿淀粉25克（淀粉15克加水）勾芡，出锅装碗即成。

功效 调节血压。对于防治高血压有良效。

葡萄苹果汁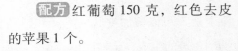

配方 红葡萄150克，红色去皮的苹果1个。

制法 ①将红葡萄洗净，均匀切小片，苹果切几片装饰用。②把剩余的苹果均匀切块，与葡萄一起放入榨汁机榨汁。③将碎冰倒在成品上，摆上苹果片装饰即可。

功效 本品中葡萄与苹果均能降低人体血清胆固醇水平，并且富含能保护心血管的维生素C，有助于防治高血压、动脉硬化等疾病。

葡萄百合粥

配方 大米150克，葡萄、百合各适量，冰糖少许。

制法 ①将大米淘洗干净，放入清水中浸泡2小时；葡萄洗净，去皮及籽；百合洗净，去根备用。②坐锅点火，加入适量清水，先下入大米、葡萄、百合旺火煮沸，再撇去浮沫，转小火煮至米粥将成，然后放入冰糖煮约30分钟至溶化，即可盛出食用。

功效 滋养肌肤，降脂降压。

金橘

食用建议

金橘性温，内热亢盛如口舌生疮、大便干结等病症者，不宜食用。

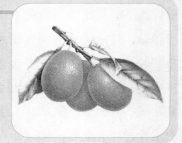

● 降压**功效**

金橘所含有的维生素、有机酸及糖类等，对降低血压、养护眼睛及肝脏的解毒等都有较好的功效。同时，金橘也可以作为心脑血管疾病及心脏病患者的调养食物。金橘含有丰富的维生素，如维生素C可以软化血管、防止动脉硬化；维生素A可以增加皮肤的光泽和弹性，延缓衰老，同时可以减少色素的沉着，抑制色斑的生成。金橘的色、香、味俱佳，可以作为茶饮用，也可以鲜食。

● 降压**食谱**

蜜饯金橘

配方 金橘400克，橙皮、槟榔各20克，白砂糖200克，蜂蜜50毫升。

制法 ①金橘洗净，去核；槟榔碾成粉；橙皮用水浸泡切细丝。②锅置火上，加水和白糖煎煮成汁，放入金橘、橙皮丝、槟榔粉，煮至金橘熟烂，放入蜂蜜，再煎煮一会儿，收汁晾凉即成。

功效 软化血管，降低血液的黏稠度，有利于血压的调节。

金橘苹果汁

配方 金橘50克，苹果1个，白萝卜80克，蜂蜜少许。

制法 ①将金橘洗干净；苹果洗净，去皮，切大小适当的块。白萝卜洗净，去皮，切成小块。②将洗净、切好的金橘、苹果块、白萝卜块、凉开水倒入榨汁机内榨成汁。最后加入蜂蜜搅拌均匀即可。

功效 本饮品可防止血管破裂、减少毛细血管脆性、减缓血管硬化，高血压、血管硬化及冠心病患者常食。

食用建议

桃子

有口干、口渴、便秘、咽喉疼痛者最好少吃或不吃。

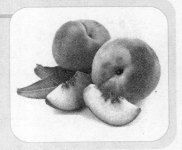

● 降压**功效**

桃子中含有丰富的钾元素，可以帮助体内排出多余的盐分，有辅助降低血压的作用。桃子具有补心、解渴、充饥、生津之功效，含较多的有机酸和纤维素，能促进消化液的分泌，增加胃肠蠕动，增加食欲，助消化。

● 降压**食谱**

桃子枸杞银耳汤

配方 香蕉、鲜桃各200克，柠檬汁适量。

制法 ①香蕉去皮，切片；鲜桃洗净，去皮除核，切片。②将香蕉片

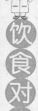
和鲜桃片一同放入盘内，均匀地淋上柠檬汁即可。

功效 润燥滑肠，解毒通便，降压降脂。

○ 香蕉拌桃

配方 桃子3个，银耳2朵，蜂蜜30克，枸杞子20克子，清水适量。

制法 桃子去核切块；泡发好的银耳、枸杞子用足量清水煮沸；加入桃子；沸腾后，文火煲25分钟；关火稍凉调入蜂蜜即可。

功效 滋阴利水，通二便，对于稳定血压有很好的效果。

香蕉

食用建议

易腹泻、胃酸过多者与痛经的女性忌食。

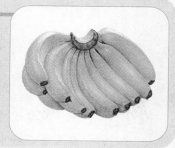

◎ 降压功效

香蕉中含血管紧张素转化酶抑制物质，可以抑制血压的升高；香蕉中钾离子含量高，有降低血压的作用，而升压和损伤血管的钠离子含量较低，限钠增钾，对防治原发性高血压及脑出血有明显针对性。香蕉内含丰富的果胶，可助消化；香蕉性寒能清除肠热，味甘能润肠通便。香蕉中的维生素A能促进生长，增强抗病能力，维持正常的生殖力和视力；香蕉能促进大脑分泌内啡肽，防治抑郁和情绪不安；同时香蕉中的氨基酸有镇静宁心的作用。

◎ 降压食谱

○ 香蕉粳米粥

配方 香蕉2根，粳米100克，冰糖适量。

制法 ①将香蕉剥去外皮，撕掉筋，切成丁；粳米淘净。②锅中放入清水、粳米，先用大火煮沸后再用小火熬煮，待粥将成时，加入香蕉、冰糖略煮即可。

功效 润燥通便，稳定血压。适宜于高血压患者。

脆皮香蕉

配方 香蕉350克，鸡蛋120克，色拉油50克，小麦粉、白砂糖、香油各10克。

制法 香蕉去皮切段，鸡蛋打散，拌入面粉，香油搅匀；放切好的香蕉段拌匀；香蕉段入油锅炸成金黄色，沥油装盘，撒白糖。

功效 滋阴利水，降压解脂。适用于高血压患者。

李子

食用建议

脾胃虚弱者、胃酸过多者、胃及十二指肠溃疡患者忌食。

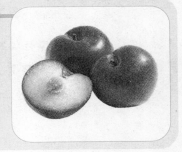

降压功效

李子果肉中钾的含量很高，钠含量低，可以帮助人体排出多余的盐分，从而起到辅助降压的作用。李子中的维生素 B_{12} 有促进血红蛋白再生的作用，贫血者适度食用李子对健康大有益处。新鲜李肉中含有多种氨基酸，对于辅助治疗肝硬化腹水很有好处。经常食用鲜李子，能使颜面光洁如玉，它是现代美容养颜不可多得的天然精华。李子酒就享有"驻色酒"的美称。

降压食谱

酸甜果醋汁

配方 李子约10个，冰糖少许，米醋适量，瓶子1个。

制法 李子洗净晾干水分，用小刀划上几刀，方便出汁。将李子装于瓶中，倒入米醋没过李子，加入冰糖。待 3 个月后，开瓶兑水饮用。

功效 本品色泽鲜艳，口感酸甜。可润肠，利尿，消食，降压。

柠檬李子汁

配方 新鲜李子 2 个，柠檬 1/4 个。

制法 将李子洗净，削皮，去核。

柠檬洗净，切开，去皮，和李子一起放入榨汁机。再将冷开水倒入，盖上杯盖，充分搅匀，滤掉果渣，倒入杯中即可。

功效 本品维生素、钙、铁含量十分丰富，能很好地稳定血压以及保护心血管，并且还有增强食欲、帮助消化的作用。

食用建议

梨

梨性偏寒助湿，多吃会伤脾胃，故脾胃虚寒、畏冷食者应少吃。

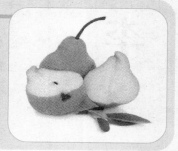

● 降压 **功效**

梨中的 B 族维生素能够增强心功能，具有保护心脏、降低血压的功效。梨中含有的各种营养成分，如果胶、配糖体及鞣酸等，很容易被人体吸收，丰富的维生素可以保护肝脏，增进食欲，鞣酸具有祛痰止咳的功效，可以养护咽喉。梨还具有润肺生津的作用，是日常食用的首选佳品。

● 降压 **食谱**

老北京小吊梨汤

配方 雪花梨 200 克，银耳（水发后）、冰糖各 25 克，青梅 10 克，

枸杞适量。

制法 ①把梨洗净，连皮削成大片。②锅中加水 400 毫升，水烧开后先下银耳，中火煮 10 分钟，再下入

梨、冰糖、青梅。③小火煮 1 小时，待水煮至 1/3 左右即可出锅饮用。

功效 健脾消食，润燥滑肠，滋阴利水。对高血压患者有良效。

酸奶银耳水果羹

配方 酸奶 250 毫升，猕猴桃 250 克，银耳（干）、木瓜、苹果、梨各 100 克，冰糖 50 克。

制法 ①将银耳用温水洗净泡开，撕成小片。②小汤锅置于火上，加适量水，放入银耳熬成稠状，中途加入冰糖，熬好后放凉。③将猕猴桃、木瓜、苹果、梨均切丁，放入冰糖银耳中，最后加入酸奶拌匀即可食用。

功效 本品维生素丰富，不但能强身健体，对于血压的稳定和调节也有一定的功效。

梨藕汁

配方 梨 200 克，莲藕 150 克。

制法 ①将梨去除皮和核。②藕洗净去藕节，切碎备用。③用洁净的纱布绞取梨与藕的汁液，饮服即可。

功效 具有化痰止咳、清肺润燥、降压解脂的功效。适用于高血压患者。

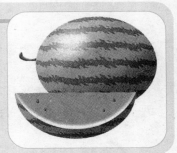

食用建议

西瓜

肾炎、膀胱炎、黄疸患者可适量食用西瓜；西瓜不要与羊肉同食；糖尿病患者应该少吃；脾胃虚寒、湿盛便溏者不宜食用。

●降压功效

西瓜所含配糖体成分有降低血压的作用；西瓜仁及西瓜皮均有较好的降压效果。因此，高血压患者在盛夏季节适量食用西瓜，不仅可祛暑开胃、滋补身体，而且有助于降低血压。

● 降压食谱

◊ 翡翠鲤鱼

配方 鲤鱼1条（约500克），西瓜皮250克，茯苓皮50克，生抽、醋、盐、味精、色拉油各适量。

制法 ①西瓜皮洗干净，削去表面绿色硬皮，切成菱形片，茯苓皮洗净，鲤鱼洗干净；炒锅烧热，倒入油，放入鲤鱼稍煎，再加入生抽、醋，盖上锅盖稍焖。②加入西瓜皮、茯苓皮和一杯半清水，用小火焖入味，最后放盐、味精就可以出锅了。

功效 降压利尿，消暑解渴。十分适用于血压高的患者。

◊ 西瓜酪

配方 带皮红瓤西瓜1000克，金糕15克，白糖100克，桂花少许，水淀粉10克。

制法 ①将炒锅内放入清水500克，加入白糖、桂花上火化开烧沸后，撇去浮沫，用水淀粉勾成琉璃薄芡，倒入小盆内，晾凉后放入冰箱待用。②将金糕切成小丁，西瓜去皮去籽，切成丁，食用时取出冰箱中的小盆，放入西瓜丁及金糕丁即成。

功效 祛暑开胃，强身健体，降压解脂。

橙子

食用建议

糖尿病患者不宜常食橙子；橙子不能与虾和猪肉同食。

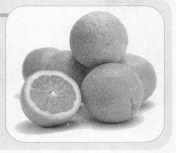

● 降压功效

橙子中含量丰富的维生素C、维生素P，能增强机体抵抗力，增加毛细血管的弹性，降低血压，降低胆固醇；橙子中的果胶能帮助排泄脂类及胆固醇，并减少外源性胆固醇的吸收，具有降血脂、降血压的作用；橙子含有大量胡萝卜素，可以软化和保护血管，促进血液循环，降低血压、胆固醇和血脂。橙皮性味甘苦而温，止咳化痰功效胜过陈皮，是治疗感冒咳嗽、食欲缺乏、胸腹胀痛的良药；橙子中的维生素 C 可以抑制胆固醇在肝内转化为胆汁酸，使胆汁中胆固醇的浓度下降，降低胆结石形成的风险。

● 降压食谱

泡橙汁冬瓜

配方 冬瓜 500 克，鲜橙汁 200 毫升，柠檬汁 30 毫升，白糖 50 克，盐 2 克。

制法 ①冬瓜去皮、瓤、籽，切长条，洗净沥干，入沸水中煮至八成熟，捞出过凉。②将鲜橙汁、柠檬汁、白糖、盐，同放入锅内调匀，上火熬至浓稠倒出，晾凉，放入焯过的冬瓜条，浸泡腌渍 24 小时即可食用。

功效 滋阴利水，消渴润燥，降压解脂。非常适用于高血压患者。

柳橙汁

配方 柳橙 2 个。

制法 ①柳橙用水洗净，切成两半。②将柳橙放进榨汁机，用榨汁机挤压出柳橙汁。最后把柳橙汁倒入杯中即可。

功效 本品含有丰富的钙、钾和维生素 C，这三种营养素对降低和调节血压很有帮助，其中所含有的橙皮苷对周围血管具有明显的扩张作用，能起到降压效果。

柠檬

食用建议

柠檬不宜空腹食用，否则会使胃酸分泌过多，导致腹泻。

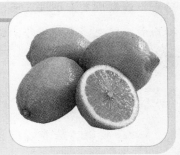

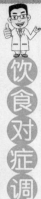
● 降压功效

柠檬可以防治心血管疾病，能缓解钙离子促使血液凝固的作用，可预防和治疗高血压和心肌梗死。高血压、心肌梗死患者常喝点柠檬饮料，对改善症状有很大益处。柠檬味酸、甘，性平，入肝、胃经，有化痰止咳、生津、健脾的功效。柠檬是世界上最有药用价值的水果之一，它富含维生素C、柠檬酸、苹果酸、高量钾元素和低量钠元素等，对人体十分有益。柠檬汁中含有大量柠檬酸盐，能够抑制钙盐结晶，从而阻止肾结石形成，甚至已形成的结石也可被溶解掉，所以食用柠檬能防治肾结石，使部分慢性肾结石患者的结石减少、变小。

● 降压食谱

● 蜂蜜柠檬绿茶

配方 柠檬半个，绿茶少许，蜂蜜1大匙。

制法 ①绿茶用开水冲泡，放置10分钟左右，待绿茶泡出味道和颜色后，将茶叶过滤掉。②等茶温凉之后，加入柠檬和蜂蜜，搅拌均匀。③直接饮用或放冰箱冷藏后加冰块饮用。

功效 本茶有抗氧化作用，亦可防止血液凝块及血小板成团，能降低心血管疾病发病率。此外，还能祛斑美白，润泽肌肤。

● 香草烤鸡

配方 鸡腿、法香、白葡萄酒、番茄、洋葱、芹菜、柠檬、盐、白糖、黑胡椒粉、沙拉酱、番茄沙司各适量。

制法 ①将鸡腿去骨，用法香、洋葱、柠檬片、白葡萄酒、盐、黑胡椒粉腌制15分钟，洋葱、芹菜分别切末。②将鸡腿放入烤箱中用180℃的温度烤10～15分钟，取一小碗，放入洋葱末、芹菜末，加番茄沙司、沙拉酱、白葡萄酒、白糖调匀制成蔬菜沙拉；将烤好的鸡腿切片装盘，番茄摆在盘边做点缀，食用时配蔬菜沙拉即可。

功效 降脂降压，滋肾利水。适用于高血压患者。

柿子

食用建议

柿子性寒、凉，脾胃虚寒者不宜食用。

● 降压功效

柿子果肉中含有丰富的蛋白质、维生素、碘、铁、钙、钾及果胶等，是高钾低钠食品，经常适量食用能降低血压和保护血管。柿饼也有此功效。此外，柿子汁中所含的单宁成分及柿叶中提取的黄酮苷也能降血压，并能增加冠状动脉的血流量，维持心肌的正常功能。柿子含有大量的维生素和碘，能治疗缺碘引起的地方性甲状腺肿大。柿子能促进血液中乙醇的氧化，减少酒精对机体的伤害。柿子还能有效补充人体养分及细胞内液，起到润肺生津的作用；所含有机酸成分有助于胃肠消化，增进食欲，同时有涩肠止血的功效。

● 降压食谱

红枣柿饼

配方 软红柿子肉 100 克，红枣 30 克，白面粉 200 克，植物油少许。

制法 红枣洗净去核，将柿肉、红枣碾烂，与面粉混匀，加清水适量，制成小饼；同植物油将小饼烙熟即可。

功效 补气益血，解毒通便，降压。适用于高血压患者。

柿子牛奶汁

配方 柿子 2 个，鲜牛奶 200 克。

制法 柿子洗净，去柿子叶和籽，连皮切碎，用干净的纱布滤汁，倒入杯中，淋入牛奶搅拌均匀即可。

功效 降低血压，保护血管。适用于高血压患者。

橘子

风寒咳嗽、痰饮咳嗽者少食。

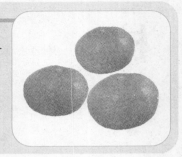

◉ 降压功效

橘子含有的橙皮苷对周围血管具有明显的扩张作用，能够起到降压效果。其所含有的维生素 C 和钾同样具有降压功效。橘子含有类黄酮、单萜、香豆素、类胡萝卜素，具有止咳平喘、促进消化、保肝利胆、解酒止咳、抗炎症、抗过敏、降血压，预防动脉硬化的功效，可用于治疗胸膈结气、呕逆少食、口中干渴、肺热咳嗽。

◉ 降压食谱

橘皮粥

配方 粳米 100 克，橘皮 30 克，白糖 5 克。

制法 ①将干橘皮擦洗干净，研成细末。②粳米洗净，用冷水浸泡半小时，捞出，沥干水分。③取锅放入冷水、粳米，先用大火煮沸，然后改用小火熬煮，至粥将成时，加入橘皮末和白糖，再略煮片刻，即可盛起食用。

功效 软化血管，降低血压。非常适用于高血压、高脂血症患者。

橘子茶酒

配方 橘子 600 克，乌龙茶 15 克，冰糖 250 克，江米酒 300 克。

制法 ①用盐搓揉橘子表面，以去除蜡质，再用清水洗净。②橘子完全晾干后，连皮切片。③以一层橘子片、一层冰糖的方式放入广口玻璃瓶中。④再倒入乌龙茶及江米酒，然后封紧瓶口。⑤再贴上制作日期卷标，放置于阴凉处，静置浸泡 3 个月后即可开封滤渣装瓶饮用。

功效 橘皮中含有生物黄酮与果胶，可有效预防乳腺癌，降血压，降胆固醇，可强化毛细血管，有益心脏及脑部。

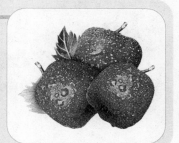

山楂

食用建议

脾胃虚弱者不宜多食山楂，消化性溃疡患者也不能多吃山楂。龋齿者以及服用滋补药品期间忌食山楂。

● 降压 功效

山楂中含有山萜类及黄酮类等药物成分，具有显著的扩张血管及降压作用，有调节血脂及胆固醇含量的功能。山楂中含有丰富的钙，具有降低血脂，防止血栓的形成，降低血压的功效。山楂所含的黄酮类和维生素C、胡萝卜素等物质能阻断并减少自由基的生成，能增强机体的免疫力，有防衰老、抗癌的作用。

● 降压 食谱

山楂包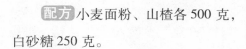

配方 小麦面粉、山楂各500克，白砂糖250克。

制法 先把山楂加白砂糖制成山楂酱。面粉发酵，和成面团，择成小块，分别包入山楂馅，上笼蒸熟即可。

功效 开胃消食，降脂降压，有效防止血栓的形成，维护血管健康。

山楂绿茶饮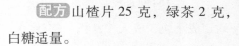

配方 山楂片25克，绿茶2克，白糖适量。

制法 ①将山楂片洗净，将绿茶、山楂片入锅，加水煮沸。②依据个人口味可加入适量白糖调味。

功效 山楂和绿茶均有降低人体

胆固醇水平的作用，山楂还有明显扩张血管和降低血压的作用，常饮本品，对于有效防治高血压以及动脉粥样硬化具有食疗作用。

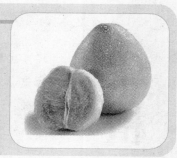

柚子

食用建议

脾虚泄泻者禁食；肾病患者应在医生指导下食用；高血压患者服药期间忌食柚子。

●降压功效

柚子中含有高血压患者必需的天然微量元素钾，几乎不含钠，钾离子有降压作用；柚子中含有大量的维生素 C，能降低血压，降低胆固醇；柚子可降低低密度脂蛋白水平，减少动脉壁的损坏程度。鲜柚肉含有类似胰岛素的成分铬，能降低血糖，是糖尿病患者的理想食品；柚子有助于机体吸收钙及铁质，具有增强体质的功效。

●降压食谱

番茄西柚汁

配方 柚子 300 克，番茄 100 克。

制法 西柚去皮，番茄洗净去皮，均切成小块，放入榨汁机中榨汁。

功效 清热祛火，滋阴润燥。适宜于高血压患者。

三丝拌柚块

配方 柚子 200 克，荸荠 50 克，腐竹 30 克，香菜 20 克，味精、精盐各 3 克，醋 10 克，香油 10 毫升。

制法 ①柚子肉切成块；荸荠削去皮，洗净，切成粗丝；腐竹用温水泡透，沥干水分，切成细丝；香菜洗净切成小段。②柚子肉块、荸荠丝和香菜段放在碗里，放入盐、味精、醋和香油调拌均匀即可。

功效 柚子含有高血压患者必需的天然微量元素钾，几乎不含钠，对高血压具有辅助治疗的作用。

乌梅

食用建议

内有实邪者慎服；感冒发热，咳嗽多痰、胸膈痞闷之人忌食；菌痢、肠炎的初期忌食。

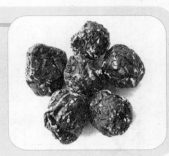

● 降压功效

乌梅含有的柠檬酸、苹果酸具有降压、安眠、清热生津的功效，适宜于有头晕失眠症状的高血压患者食用。乌梅具有抗菌、生津止渴、敛肺止咳、涩肠止泻、安蛔止痛的功效，可用于口干渴、久咳、干咳、久泻久痢及蛔虫引起的胆绞痛等病症的调养。

● 降压食谱

乌梅粥

配方 粳米 100 克，乌梅 30 克，冰糖 15 克。

制法 ①乌梅洗净，去核。②粳米淘洗干净，用冷水浸泡半小时，捞出，沥干水分。③锅中加入适量冷水，放入乌梅，煮沸约 15 分钟，去渣留汁。④粳米放入乌梅汁中，先用旺火烧沸，再改用小火熬煮成粥，加入冰糖拌匀，即可食用。

功效 具有益气生津、保养皮肤、降压降脂等功效。

银耳乌梅红枣汤

配方 乌梅、冰糖各 20 克，大枣100 克，银耳 50 克。

制法 ①将乌梅、大枣浸泡 30 分

钟洗去浮尘，银耳用水泡发，择洗干净待用。②取净锅上火，放入清水、大枣、乌梅、银耳、冰糖，用文火炖40分钟即可。

功效 补气益气，降压解脂，滋阴润燥。

荔枝

食用建议

糖尿病患者不宜多食；荔枝不宜与黄瓜、南瓜、胡萝卜、动物肝脏等同食。

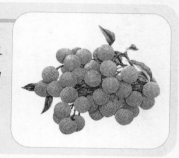

● 降压功效

荔枝中含有丰富的维生素 C，可降低血液中的胆固醇，减少患动脉硬化的概率，维持血管健康，从而有助于降低血压。此外，荔枝还有助于增强机体免疫功能，提高抗病能力。荔枝具有补脾益肝、理气补血、温中止痛、补心安神的功效；可止呃逆，止腹泻，同时有补脑健身、开胃益脾、促进食欲之功效。

● 降压食谱

荔枝红枣汤

配方 干荔枝、红枣各7个，红糖适量。

制法 将荔枝去壳，与红枣一起放入小锅内，加水上火，焖煮成汤，再加红糖稍煮即成，饮汤食果。

功效 补中益气，补血养阴。适合于高血压患者。

冰糖荔枝

配方 荔枝、菠萝各 350 克，豌豆50 克，冰糖 150 克，香精 1 克。

制法 ①豌豆粒焯水过凉；菠萝

切丁，菠萝丁逐个镶入荔枝，口朝上摆入容器中。②豌豆粒摆在四周，放上红樱桃，加清水适量下香精、冰糖，上笼蒸约20分钟，取出即可。

功效 降压解脂，扩张血管，降低血液黏稠度，维护心血管健康。

桑椹

食用建议

　　脾胃虚寒，大便稀溏者慎食。

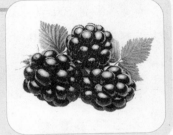

● 降压功效

　　桑椹中含有大量芦丁，现代医学证明芦丁可以阻止结肠癌的形成。芦丁可凉血止血、清肝泻火，具有抗炎、抗病毒、降血压等作用。故常吃桑椹有助于防治脑出血、高血压、视网膜出血、慢性支气管炎。桑椹含有丰富的活性蛋白、维生素、氨基酸、胡萝卜素、矿物质等成分，营养是苹果的5~6倍，是葡萄的4倍，被医学界誉为"21世纪的最佳保健果品"。桑椹有改善皮肤（包括头皮）血液供应，营养肌肤，使皮肤白嫩及乌发等作用，并能延缓衰老。桑椹是中老年人健体美颜、抗衰老的佳果与良药。常食桑椹可以明目，缓解眼睛疲劳干涩的症状。

● 降压食谱

● 桑椹枸杞饭

配方 桑椹50克，大米80克，枸杞子10克。

制法 ①桑椹清洗干净，去蒂；大米淘洗干净；枸杞子洗净。②把桑椹、大米、枸杞子一同倒入电饭锅中，倒入没过两个指腹的清水，盖上锅盖，蒸至电饭锅提示米饭蒸好即可。

功效 滋肾利水，养血明目，平补肝胃。适合于高血压患者。

桑椹牛骨汤

配方 牛骨 500 克，桑椹 25 克，姜片、料酒、葱段各 10 克，盐 4 克，白糖少许。

制法 ①先将桑椹洗净，加料酒和白糖各少许，上锅蒸一下备用；再将牛骨洗净，砸断。②汤锅置火上，加入适量清水，放入牛骨，煮沸后撇去浮沫，加姜片、葱段，再煮至牛骨发白，捞出牛骨，加入桑椹继续煮，沸腾后再撇去浮沫，加盐调味即可。

功效 具有滋阴养血、生津润燥的功效，可提高免疫力、防癌抗癌。

木瓜

食用建议

孕妇及过敏性体质者忌食。

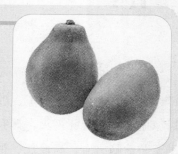

● 降压功效

木瓜中的番木瓜碱可以舒张冠状血管、降低血压。木瓜中的木瓜蛋白酶，能消化蛋白质，将脂肪分解为脂肪酸，有利于人体对食物进行消化和吸收；番木瓜碱和木瓜蛋白酶具有抗结核杆菌及寄生虫的作用；木瓜中的凝乳酶有通乳作用。

● 降压食谱

木瓜百合鱼头汤

配方 木瓜 1 个，百合 600 克，

鳙鱼头、牛奶各 500 克，植物油 20 毫升，盐 3 克，姜 3 片。

制法 ①木瓜削皮剖开，去籽，

切块；鳙鱼头斩块。②热锅放油烧热，下姜片和鱼头，煎至微黄；煮沸清水，放入煎好的鱼头，文火煲半小时，下木瓜、百合煲 1 小时，加牛奶滚 10 分钟，下盐调味即可。

功效 补血，润燥、益气，降压。适用于高血压患者。

木瓜西米露

配方 木瓜、西米、牛奶、白砂糖各适量。

制法 适量的西米投入沸水中，中小火煮至半透明，滤去煮西米的热水，将半透明的西米倒入一盘凉水里冲一下，沥水入锅，加上其他材料烧开即可。

功效 补中益气，健胃消食。维护心血管健康，有利于降低血压，保护心脏健康。

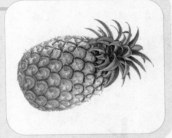

菠萝

食用建议

患有溃疡病、肾脏病、凝血功能障碍的人禁食。

● 降压功效

菠萝中的菠萝朊酶能分解蛋白质，溶解阻塞于组织中的纤维蛋白和血凝块，降低血压，改善局部的血液循环，消除炎症和水肿；菠萝中的糖、盐类和酶有利尿作用，可以产生降血压效果，对肾炎、高血压患者有益。菠萝中丰富的 B 族维生素能有效地滋养肌肤，防止皮肤干裂，滋润发质；菠萝果汁中含有与胃液相类似的蛋白质分解酵素，可以分解蛋白，增加肠胃蠕动，帮助消化。

降压食谱

菠萝膏

配方 鲜菠萝3个，鲜蜂蜜1500毫升。

制法 ①将菠萝洗净削去外皮，切成3厘米见方果丁，榨取果汁备用。②将果汁倒入砂锅，用文火煎，直至果汁变稠后，加入蜂蜜，拌匀成膏状即成。每日早、晚各服约100克。

功效 本膏具有健脾益肾的功效，适用于脾肾气虚、消渴、小便不利等病症。

菠萝酸奶

配方 菠萝200克，原味酸奶1盒，椰奶粉2大匙，蜂蜜适量。

制法 ①将菠萝去皮，切成长条，放入淡盐水中浸泡一会儿，捞出备用。②将菠萝条放入榨汁机中搅打均匀，过滤成汁。③将菠萝汁、椰奶粉、酸奶、蜂蜜依次放入榨汁机中，搅打均匀即可。

功效 健脾开胃，消食益气，降压。适宜于高血压患者。

火龙果

食用建议

脾胃虚寒、腹泻便溏者，寒性痛经者忌食。

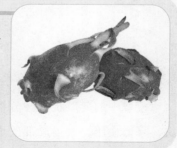

降压功效

火龙果果实中的花青素含量较高，尤其是红肉的品种。花青素是一种效用明显的抗氧化剂，能有效防止血管硬化，增强血管弹性，降低血压。火龙果富含美白皮肤的维生素C，具有减肥、降低血糖、润肠、预防结肠和直肠癌的水溶性膳食纤维。火龙果中的含铁量比一般的水果要高，铁是制造血红蛋白及其他铁质物质不可缺少的元素，摄入适量的铁质还可以预防贫血。

● 降压食谱

。什锦水果沙拉

配方 浓缩橘汁 300 克，菠萝 200 克，火龙果、草莓各 150 克，香蕉 100 克。

制法 将火龙果、鲜菠萝、香橙、草莓、香蕉洗净，切成大小一致、均匀的小块，用鲜橙汁搅拌均匀即可。

功效 解毒通便，消肿利水，降压。

火龙果炒虾仁

配方 火龙果、鲜虾仁各 200 克，鸡蛋清 1 个，芹菜 2 根，葱、淀粉、色拉油、盐各适量。

制法 ①鲜虾（沙虾）去皮，用干布将虾的水分吸去。②盐腌片刻，沥干水分再用干布吸去水分。把虾放在鸡蛋清中加入干淀粉，顺一个方向搅拌。最后用色拉油抓拌（防止虾进锅后粘在一起），静置 10 分钟。③芹菜洗净切段，火龙果去皮，葱洗净切段。④油锅不要太热，把虾放进锅中用筷子顺时针打转，颜色一变就出锅。⑤放油，细芹菜梗、火龙果、葱花，炒两下放入虾，翻炒出锅。

功效 滋阴润燥，补肾利水，降压解脂。十分适用于高血压患者。

芒果

食用建议

皮肤病、肿瘤、糖尿病患者忌食。

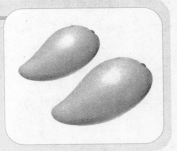

● 降压**功效**

芒果中含有大量的矿物质、有机酸及膳食纤维，能够有效降低胆固醇、降低血压、防止动脉硬化，并且具有杀菌、治疗便秘、抑制流感病毒的功效。芒果素有"热带果王"的美称，不仅色、香、味俱佳，还具有丰富的营养价值，富含维生素、糖类、蛋白质及钙、磷、铁等矿物质。具有美化肌肤、止咳化痰、消炎抗菌、明目、治疗便秘的功效。

● 降压**食谱**

芒果鸡柳

配方 芒果 1 个，鸡里脊 200 克，青红辣椒若干，盐、料酒、生粉、胡椒粉、鸡精、油各适量。

制法 ①鸡肉、芒果、青红辣椒切条；鸡肉用盐、鸡精、胡椒粉、料酒、生粉腌 30 分钟；锅里放油，鸡肉滑油盛起。②锅里再放少许油，放入青红辣椒煸一煸，倒入鸡条翻炒，最后放入芒果条翻炒后盛起。

功效 补中益气，健胃消食，润燥滑肠，不但能有效降血压，还对老年体虚所致的便秘有一定疗效。

芒果鸡

配方 鸡胸肉 200 克，小芒果 2 个，青椒 1 个，柠檬半个，香葱、蒜、白糖、鸡精、绍兴黄酒、生抽、白胡椒粉各适量，盐 2 克。

制法 ①鸡胸肉切丁，加盐、白胡椒粉、绍兴黄酒腌制十几分钟；芒果切丁；青椒切三角块；柠檬切片；蒜切末；香葱切成葱花。②锅中放油烧至六成热，放入蒜末炒香，放入鸡丁翻炒至变色；放适量生抽和白糖翻炒均匀；放入青椒、柠檬翻炒约 1 分钟，放入芒果和香葱，混合均匀即可。

功效 本菜营养丰富，搭配合理，不仅可以强身健体，增强免疫力，还具有防癌抗癌的功效。

第 六 章
高血压病患者适宜的肉类

牛肉

食用建议

牛肉是发物，患有湿疹、疮毒、瘙痒症等皮肤病患者不宜食用，患有肾炎、肝炎者应慎食，以免病情复发或加重。

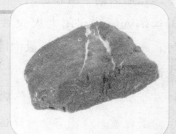

● 降压 功效

　　牛瘦肉含丰富的优质蛋白质，适量摄入有利于降低高血压的发病率。牛瘦肉还富含锌元素，研究表明，饮食中增加锌的含量，能防止镉增高而诱发的高血压。牛肉富含蛋白质、人体必需的氨基酸、维生素 A、维生素 B_1、维生素 B_6、维生素 B_{12} 及铁、锌、磷等矿物质，能补脾胃、益气血、增长肌肉、增强肌肉力量、提高免疫力。牛肉的肌肉纤维较粗糙且不易消化，老人、幼儿及消化能力较弱的人不宜多吃。可起到暖胃的功效，是寒冬滋补身体的佳品。

● 降压**食谱**

莴笋炒牛肉丝

配方 莴笋 500 克，牛肉（瘦）200 克，酱油 10 克，料酒 15 克，油适量。

制法 ①将莴笋去皮切成丝状；然后将牛肉切丝放在酱油与料酒中浸泡约半小时。②锅内倒油，烧热后放入牛肉丝，用大火快炒约 1 分钟；将牛肉丝从油锅中捞起备用。③再将莴笋丝倒入锅内，用大火快炒约 2 分钟；将炒好的莴笋盛入盘中铺底，将牛肉丝放在莴笋上即可。

功效 补中益气。不但能提供丰富的蛋白质，还能有效地降低血压。

土豆炖牛肉

配方 牛肋条肉 250 克，土豆 200 克，老抽、冰糖、葱、姜、辣椒、八角、花椒、香叶、桂皮、白芷、干山楂、蚝油、鸡精、料酒各适量，盐 3 克。

制法 ①锅中烧开水，将牛肋条肉放入焯一下，捞出洗净切块，沥干水分。②炒锅烧热油，放入葱、姜、辣椒炒香，倒入牛肉块，翻炒片刻，倒入料酒、老抽、冰糖，然后倒入开水，大火烧开，然后转入高压锅，放入调料，大火烧至上汽后转小火。③土豆洗净，去皮，切成滚刀块。④排汽减压后，打开锅盖，放入土豆块，继续煮 10 分钟。最后调入蚝油、盐、鸡精，拌匀即可。

功效 健脾养胃，益气养血，有效提高人体免疫力。

洋葱烧牛肉

配方 牛肉 200 克，洋葱 100 克，胡萝卜 20 克，湿淀粉、植物油、料酒、高汤、精盐、味精、酱油各适量。

制法 ①牛肉洗净，切成薄片。②洋葱去外皮，洗净，切成细丝。胡萝卜洗净，切丝。③炒锅上火，倒入植物油，烧至八成热，放入牛肉划散，炸成金黄色，捞出沥油。④锅内留少许油，再置火上，放入洋葱丝、胡萝卜丝、牛肉片、料酒翻炒几下，倒入高汤、精盐、酱油，翻炒片刻，用湿淀粉勾芡，放入味精出锅即成。

功效 降血压，降血脂，瘦身等。

乌鸡

食用建议

患有急性菌痢肠炎、感冒发热、咳嗽多痰时忌食。据经验，乌鸡不宜与野鸡、甲鱼、鲤鱼、兔肉、鲫鱼、虾子同食。

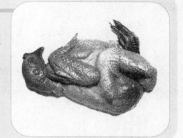

● 降压 功效

乌鸡肉与骨中含有丰富的维生素 B_2、维生素 E 及钾、钠、磷等矿物质，对调节高血压患者体内的钾钠平衡、降低高血压有很好的功效。乌鸡含有丰富的蛋白质、维生素及微量元素，是体质虚弱者的理想滋补品。乌鸡中脂肪和胆固醇的含量较少，十几种氨基酸及微量元素具有良好的滋阴健脾、强筋健骨的功效。

● 降压 食谱

当归乌鸡汤

配方 当归、黄芪各 25 克，乌鸡腿 1 只，盐 5 克。

制法 ①乌鸡腿洗净剁块，放入沸水中汆烫，捞出洗净血污；当归和黄芪分别洗净。②将鸡腿和当归、黄芪一起放入砂锅中，加适量清水，以大火煮开后转小火续炖 25 分钟。③加盐调味即成。

功效 此汤有降低血压、改善心脏功能、增强免疫力的作用，并且能很好地抑制和改善高血压的症状。

香菇乌鸡煲

配方 乌鸡 200 克，鲜香菇 45 克，山药 35 克，莲子 10 颗，盐 6 克，葱段、姜片各 2 克。

制法 ①将乌鸡洗净，斩块焯水。②鲜香菇洗净切片；山药去皮洗净，切块；莲子泡发，去莲心，洗净备用。③砂锅上火，加适量清水，下入

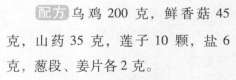
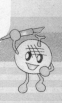

葱段、姜片、乌鸡、鲜香菇、山药、莲子，大火烧沸后转小火煲至成熟，加盐调味即可。

功效 本品有降低血压、改善心血管功能、调节人体免疫功能的功效。此外，本品中的莲子还有养心安神的作用。

鸭肉

食用建议

素体虚寒、受凉引起的不思饮食、胃部冷痛、腹泻清稀、慢性肠炎者应少食；感冒患者不宜食用；鸭肉忌与兔肉、杨梅、核桃、鳖、木耳、胡桃、大蒜、荞麦同食。

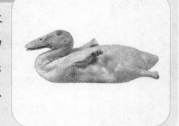

● 降压功效

鸭肉含有丰富的锌，能防止镉增高而诱发的高血压。另外，中医认为，鸭肉有清热润燥的功效，能缓解血压升高引起的头晕目眩等症状。鸭肉有强健骨骼、预防骨质疏松的作用；鸭肉所含 B 族维生素和维生素 E 较其他肉类多，能有效抵抗脚气病、神经炎和多种炎症，还能抗衰老。

● 降压食谱

青椒炒鸭片

配方 鸭肉 250 克，青椒 50 克，鸡蛋清 1 个，葱末 5 克，盐 3 克，料酒、水淀粉各 10 克，油适量，味精少许。

制法 ①将鸭肉洗净，切成薄片，放入鸡蛋清搅拌均匀；青椒去蒂、去籽，洗净，切片备用。②锅置火上，放油烧至五成热，放入鸭片快速煸炒，捞出沥油。③原锅留底油烧热，将葱末煸炒出香味，放入青椒、料酒、盐及少许清水，烧开后倒入鸭片翻炒均匀，放入味精，用水淀粉勾芡即可。

功效 滋肾利水，能缓解高血压症状。

鸭肉粥

配方 鸭肉300克，稻米100克，豆豉30克，大葱20克，料酒15克，姜10克，盐5克，胡椒粉1克。

制法 ①将锅内加适量水烧开，放鸭肉、料酒、老姜煮40分钟；取出鸭肉，放凉切丝。②稻米加入煮鸭的汤，小火煮到米粒熟软，加鸭肉、盐、胡椒粉和嫩姜丝同煮；放豆豉煮开，加少许葱花即可。

功效 补气益中，健脾利水。对于高血压引起的头晕目眩有一定的缓解作用。

兔肉

食用建议

孕妇及经期女性、有明显阳虚症状的女性、脾胃虚寒者不宜食用。

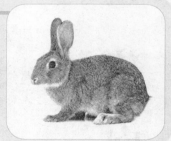

● 降压功效

兔肉具有低脂肪、低胆固醇的特性，可以有效降低血液的黏稠度、预防血栓的形成、降低胆固醇，具有很好的降低血压的功效。兔肉富含大脑和其他器官发育不可缺少的卵磷脂，有健脑益智的功效；它还能保护皮肤细胞活性，维护皮肤弹性；兔肉中所含的脂肪多为不饱和脂肪酸，常吃兔肉，可强身健体，但不会增肥，是肥胖患者理想的肉食；女性食之，可保持身材苗条。

● 降压食谱

荸荠炖兔肉

配方 兔肉500克，荸荠200克，干枣30克，盐、味精各少许。

制法 ①兔肉切块；红枣去核、荸荠去皮。②兔肉、红枣、荸荠放入炖盅，加开水适量，炖盅加盖；文火隔开水炖 1~2 小时，出锅前放入盐、味精调味即可。

功效 清热润燥，通便利水。

麻辣兔丁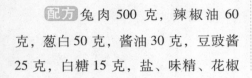

配方 兔肉 500 克，辣椒油 60 克，葱白 50 克，酱油 30 克，豆豉酱 25 克，白糖 15 克，盐、味精、花椒粉各少许。

制法 ①兔肉入沸水锅中煮熟切丁；葱白切丁。②酱油、白糖、豆豉酱、盐、味精、花椒粉和辣椒油同放碗内调味汁，倒入兔肉中拌匀即可。

功效 降压降脂，能有效地降低血液的黏稠度，预防血压升高。

猪肉

食用建议

湿热偏重、痰湿偏盛、舌苔厚腻之人忌食猪肉。

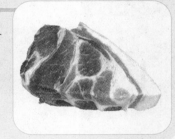

● 降压功效

猪瘦肉含有丰富的 B 族维生素，具有抑制血管收缩的作用，可降低血压。猪瘦肉中含有的牛磺酸，能抑制肾上腺素的分泌，降低交感神经的敏感度，避免人体因紧张、压力、盐分过量而导致血压值居高不下。猪肉含有丰富的蛋白质及脂肪、糖类、钙、磷、铁等成分。猪肉为人类提供优质蛋白质和必需的脂肪酸。猪肉可提供血红素（有机铁）和促进铁吸收的半胱氨酸，能改善缺铁性贫血。

●降压食谱

●茄子尖椒烧肉片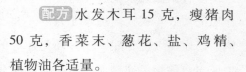

配方 茄子 250 克，猪肉、尖椒各 50 克，葱花、花椒粉、盐、鸡精、植物油适量。

制法 ①茄子洗净，去蒂，切滚刀块；猪肉洗净，切片；尖椒洗净，去蒂除籽，切块。②锅置火上，倒入适量植物油，待油温烧至七成热，加葱花和花椒粉炒香。③放入猪肉片滑熟，倒入茄子块翻炒均匀，加适量清水烧至茄子熟透，加尖椒块翻炒 2 分钟，用盐和鸡精调味即可。

功效 茄子含维生素丰富，猪肉含丰富的蛋白质，两者配炒不但营养丰富，而且对于降压也十分有效。

●木耳肉片汤

配方 水发木耳 15 克，瘦猪肉 50 克，香菜末、葱花、盐、鸡精、植物油各适量。

制法 ①水发木耳择洗干净，撕成小朵；瘦猪肉洗净，切片。②炒锅置火上，倒入植物油，待油温烧至七成热，炒香葱花，放入肉片滑熟，下入木耳翻炒均匀，加适量清水大火烧沸，转中火煮 5 分钟，用盐和鸡精调味，撒上香菜末即可。

功效 润燥补气。两者合食，不但营养丰富，对于高血压患者合并便秘有良好的缓解作用。

鹌鹑肉

食用建议

猪肝与鹌鹑肉不能同吃，会破坏营养物质的吸收，产生不良的生理效应。

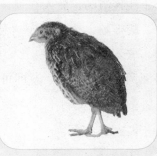

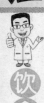
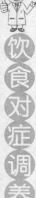
● 降压 功效

鹌鹑蛋和鹌鹑肉属于高蛋白、低脂肪的食物。丰富的蛋白质及氨基酸，还有多种微量元素能够很好地降低胆固醇，具有软化血管、益气补血、降低血压的功效。鹌鹑肉适宜于营养不良、体虚乏力、贫血头晕、肾炎水肿、泻痢、高血压、肥胖症、动脉硬化症等的患者食用。其所含丰富的卵磷脂，可生成溶血磷脂，抑制血小板凝聚，阻止血栓形成，保护血管壁，阻止动脉硬化。磷脂是高级神经活动不可缺少的营养物质，具有健脑作用。长期食用鹌鹑肉对血管硬化、高血压、神经衰弱、结核病及肝炎都有一定疗效。

● 降压 食谱

红豆炖鹌鹑

配方 鹌鹑2~3只，红豆50克，生姜片、葱段各10克，盐5克，味精、胡椒粉各3克，料酒30毫升，清汤1500毫升。

制法 ①将红豆洗净；鹌鹑杀后去毛、内脏，剁去脚爪，入沸水锅内焯去血水，洗净备用。②将锅置火上，注入清汤，放入红豆、葱段、姜片、胡椒粉，烧沸后小火慢炖90分钟，放入鹌鹑至炖烂，入味精、盐、料酒调味，拣去姜、葱即可。

功效 通便利水，益气补血，适用于高血压患者。

枸杞杜仲鹌鹑汤

配方 鹌鹑肉250克，枸杞子30克，杜仲10克，鸡汤1000毫升，料酒10毫升，盐3克，胡椒粉2克，大葱、姜各8克。

制法 ①将枸杞子、杜仲分别洗净；将鹌鹑闷死，去毛、内脏、脚爪，洗净斩块。②将鹌鹑肉放锅内，加入鸡汤，加入料酒、盐、胡椒粉、姜、葱、枸杞子、杜仲，共煮至肉熟烂拣出杜仲，盛入汤盆即成。

功效 补益肝肾，强筋健骨，益精明目，降压。适用于高血压患者及孕妇。

第 七 章
高血压病患者适宜的水产品

鲤鱼

食用建议

鲤鱼忌与绿豆、芋头、牛羊油、猪肝、鸡肉同食。

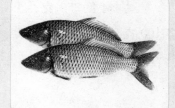

● 降压功效

鲤鱼的脂肪多为不饱和脂肪酸，有助于使胆固醇酯化，降低血中胆固醇和甘油三酯，降低血液黏稠度，改善血液微循环，防治动脉硬化。鲤鱼的蛋白质含量高，质量佳，能供给人体必需的氨基酸、矿物质、维生素 A 和维生素 D。

● 降压食谱

青笋蒸鲤鱼

配方 鲤鱼 500 克，青笋 100 克，老姜、葱、料酒、香油、生抽各适量，盐 3 克。

制法 ①将鱼清理干净后劈成两半装盘；青笋处理好切丝；姜一部分切片，一部分剁成茸；葱切段。②姜

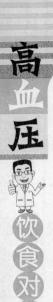

片、葱段、料酒、盐抹满鱼身腌渍15分钟以上。在鱼盘中加水，放入沸水蒸锅中蒸15分钟。③取出后将鱼盘中的汤倒入炒锅中烧沸，放入青笋丝、鸡精煮两分钟，起锅淋在鱼上，滴上香油即可食用。

功效 滋肾利水，降压降脂。不但能降低血压，而且对于高脂血症亦有良好的疗效。

土豆炖鲤鱼

配方 鲤鱼250克，土豆、豆腐各100克，姜、蒜苗、香菜、植物油各适量。

制法 ①鲤鱼处理干净切成大块；土豆切成滚刀块；豆腐切成方块。②锅置火上，加入植物油，待八成热时，放入姜丝和蒜苗煸出香味，再放入鱼块，待鱼皮变色后，倒入开水，没过鱼，大火烧后放入豆腐，直至鱼汤泛出奶白色。③转小火，放入土豆块，待土豆熟后，关火，放适量盐，盖上锅盖焖上10分钟，吃前放入香菜即可。

功效 补中益气。两者同食，不但能有效促进营养的功效，还能增强人体免疫力，软化血管，降低血压。

食用建议

感冒发热期间不宜多吃。

鲫鱼

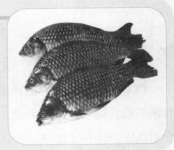

●降压功效

鲫鱼所含有的大量的优质蛋白质及维生素，具有降低血脂及降低血压的功效。其含有的鱼肝油，是护肝养眼的有效成分。鲫鱼炖汤则是妇女（尤其是产妇）的理想滋补食品。鲫鱼肉含有丰富的蛋白质及钙、铁等营养元素，具有补中益气、通乳的功效。

降压食谱

鲫鱼豆腐

配方 鲫鱼6条（约800克，可根据实际情况加减），豆腐350克，豆瓣、葱、姜、蒜、泡红椒、黄酒、精盐、味精、白糖、醋适量。

制法 ①将鲫鱼去鳞，去内脏洗干净，豆腐切块放在盐开水中焯一下捞起。②炒锅放油加热，下鱼，两面煎炒片刻盛出备用。锅内留少许油，下豆瓣，炒成糊状，加泡红椒、葱、姜、蒜炒出香味，加汤，放入鱼，下黄酒、白糖、醋、精盐、味精，改用小火烧5～10分钟，放入豆腐，入味起锅。③先把鱼摆入盒中，下边放豆腐。锅中原汁放在火上，用湿淀粉勾芡，等到汁发亮时，淋于豆腐和鱼上即可。

功效 色香俱佳，是高血压、心脏病、动脉硬化患者的上好补品。

泡菜烧鲫鱼

配方 鲫鱼、韩式泡菜、南瓜、盐、白糖、鸡精、料酒各适量。

制法 ①将鲫鱼洗净切刀花，南瓜切条。②锅点火倒少许油，将鲫鱼煎至两面金黄色时取出。③锅内重新倒入油，放入南瓜和韩式泡菜大火翻炒，放入鱼，加适量水，加料酒、白糖、鸡精调味，大火炖10分钟，出锅前加盐调味即可。

功效 软化血管，降压。对高血压有疗效。需要注意的是泡菜含有丰富的钠，宜少吃。

带鱼

食用建议

带鱼属发物，凡患有疥疮、湿疹等皮肤病或皮肤过敏者忌食；痈疖疔毒和淋巴结核、支气管哮喘者亦忌食。

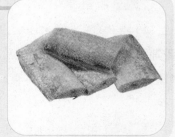

● 降压功效

　　带鱼含有丰富的镁元素，对心血管系统有很好的保护作用，有利于降低血压，预防高血压、心肌梗死等心血管疾病。带鱼的脂肪含量高于一般鱼类，且多为不饱和脂肪酸，具有降低胆固醇，降低血压的作用。经常食用带鱼，具有补益五脏的功效。带鱼全身的鳞和银白色油脂层中还含有一种抗癌成分6－硫代鸟嘌呤，经常食用带鱼，具有补益五脏、养肝补血、泽肤养发的功效。

● 降压食谱

● 巧炸带鱼

　　配方 带鱼800克，植物油50毫升，姜、豌豆淀粉各10克，花椒粉、大料粉、盐各5克。

　　制法 ①带鱼宰杀洗净，切段，用姜末、花椒粉、大料粉、盐腌制，淀粉调水挂浆。②锅中放油烧热，将带鱼下入油锅，慢火炸至两面金黄时，捞出装盘即可。

　　功效 软化血管，降低血压。

● 鲜味带鱼

　　配方 带鱼400克，植物油20克，料酒10克，香油、白皮大蒜、番茄沙司各5克，玉米淀粉、大葱各4克，酱油、醋、姜各3克，白砂糖2克。

　　制法 ①带鱼去内脏，切块。②锅内入油烧热，下带鱼煎至金黄色出锅；留底油，放葱段、姜片煸香，放番茄沙司略炒，加适量清水，倒入带鱼，下调味料略煮，用湿淀粉勾芡，淋香油即可。

　　功效 因带鱼本身的镁元素有利于心血管疾病，故作为高血压患者的食疗佳品，宜常食。

● 香煎带鱼

　　配方 带鱼500克，葱、姜、盐各5克，酱油、味精各3克，油适量。

　　制法 ①带鱼洗净，切段；姜切丝；葱洗净，切丝。②带鱼段用盐、酱油、味精、姜、葱丝腌入味。③煎锅上火，加油烧热，下入鱼块煎至两面金黄色即可。

　　功效 祛风、杀虫、补脾胃。适用于高血压、心肌梗死。

三文鱼

食用建议

宜吃新鲜程度高的三文鱼；过敏体质、痛风患者不宜食用。

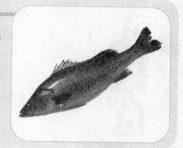

● 降压 功效

三文鱼含有较多的 $\omega-3$ 脂肪酸，可有效降低血压、防止血栓。高血压患者常吃能起到辅助降压的作用。$\omega-3$ 脂肪酸还是脑部、视网膜及神经系统所必不可少的物质，有增强脑功能、防治老年痴呆和预防视力减退的功效；三文鱼中还含有一种强效抗氧化成分——虾青素，能有效抗击自由基，延缓皮肤衰老。

● 降压 食谱

柠檬三文鱼

配方 三文鱼 300 克，柠檬 150 克，酱油 12 克，梅脯 30 克，冰糖 15 克，大葱 10 克，姜、蚝油各 3 克，花椒、香油、鸡精各 1 克。

制法 ①制作此菜之前准备冰块 500 克，冰船 1 只，将所有调料拌和，静置 30 分钟。②将三文鱼片切成大薄片，放在冰船上，四周用柠檬片点缀。③可边蘸调料边食，若将鱼片放入调料中腌渍 10 分钟，味道更佳。

功效 开胃消食，化积。适用于高血压患者。

清蒸三文鱼

配方 三文鱼肉 300 克，葱丝、姜丝各适量，香油 3 克，盐 2 克。

制法 ①三文鱼肉洗净，切段，撒少许盐抓匀，腌渍 30 分钟。②取盘，放入三文鱼，放上葱丝、姜丝、香油，放入烧沸的蒸锅大火蒸 10 分钟即可。

功效 降脂降压，抵抗衰老。经常食用能有效地预防血压升高。

武昌鱼

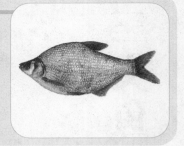

🔵 降压功效

武昌鱼含有丰富的不饱和脂肪酸，能有效降低血液中的胆固醇，降低血液黏稠度，预防高血压和动脉血管硬化等心脑血管的疾病。武昌鱼具有补虚、益脾、养血、祛风、健胃之功效，可预防贫血症、低血糖等疾病。

🔵 降压食谱

油焖武昌鱼

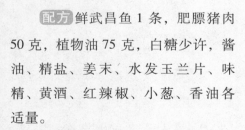

配方 鲜武昌鱼1条，肥膘猪肉50克，植物油75克，白糖少许，酱油、精盐、姜末、水发玉兰片、味精、黄酒、红辣椒、小葱、香油各适量。

制法 ①将鱼去鳞、鳃、内脏，洗净。在鱼身上两面划斜十字纹。用酱油涂抹鱼身，腌渍5分钟。②肥膘猪肉、红辣椒、小葱、玉兰片，都切成1寸长的粗丝。炒锅置旺火上，下香油烧至八成熟，将鱼下锅，两面炸成淡黄色时捞出。③原炒锅倒去余油后置旺火上，放入肥膘猪肉、红辣椒、小葱、玉兰片，炒2分钟，至葱散发出香味时，再将鱼下锅，加入黄酒，姜末、酱油（25毫升）、白糖、味精、精盐、清水，焖烧3分钟。④待鱼汁渐浓，即移锅置微火上，加盖焖8分钟，再置旺火上，继续焖2分钟，起锅盛入盘即可。

功效 滋阴润燥，通便。适用于高血压患者。

墨鱼

食用建议

墨鱼的热量比较低，对于需要控制体重的人来说，是不错的选择；脾胃虚寒者不宜食。

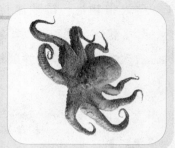

●降压功效

墨鱼富含牛磺酸。当人体摄取过多盐分时，容易引发交感神经紧张，促使血管紧缩，血压上升，此时牛磺酸可以抑制交感神经，使血管扩张，达到降低血压的作用。墨鱼中的维生素 B_1、维生素 B_2、维生素 B_6 可以合成烟碱酸，有扩张血管、促进血液循环、降低胆固醇等作用。

●降压食谱

木耳炒墨鱼

配方 墨鱼 500 克，黑木耳 3 朵，青、红椒各 1 个，葱末、姜末、蒜末各 1 小匙，葱段、姜片各少许，盐、白糖、白胡椒粉、香油各适量，酱油 1 大匙，水淀粉 3 大匙。

制法 ①黑木耳泡发，撕块；青、红椒洗净，切块；墨鱼洗净，先切成片，再按照交叉的方法切成块。②葱、姜、蒜末倒入小碗，加盐、白糖、白胡椒粉、香油、酱油和清水，备用。③锅中倒入清水，放葱段和姜片，加热至沸腾后，放墨鱼氽烫，捞出沥干。④油锅烧热，放入白背黑木耳片，煸炒，倒入青、红椒块，再倒入墨鱼翻炒，放入调好的酱汁，继续炒半分钟，加入水淀粉，炒匀即可。

功效 促进血液循环，有降压、降低胆固醇的作用。

墨鱼丝炒柿子椒

配方 墨鱼 150 克，红柿子椒 50 克，葱丝、盐、植物油各适量。

制法 ①墨鱼去除墨袋，撕去外膜，抽去鞘，洗净，切丝；红柿子椒

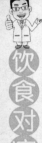

洗净，去蒂除籽，切丝。②炒锅置火上，倒入植物油，待油温烧至七成热，炒香葱丝，放入墨鱼丝翻炒3分钟，放入红柿子椒丝翻炒至断生，用盐调味即可。

功效 滋阴养胃、润肤，对高血压有良效。

食用建议

泥鳅

泥鳅不宜与狗肉同食。阴虚火盛者忌食。螃蟹与泥鳅不宜同吃。

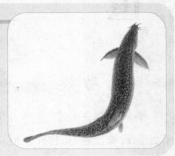

● 降压功效

泥鳅中的烟酸，能够扩张血管，降低胆固醇，促进血液循环，降低血压。泥鳅还含有丰富的钙质，有利于尿钠的排泄，具有稳定血压的功效。泥鳅含有糖类、灰分、钙、磷、铁等成分，特别适宜身体虚弱、脾胃虚寒、营养不良、小儿体虚盗汗者食用，有助于生长发育；同时适宜老年人及有心血管疾病者。

● 降压食谱

泥鳅大米粥

配方 泥鳅1250克，大米300克，圆白菜10克，香菜3克，大葱5克，酱油4克，胡椒粉1克，盐适量。

制法 ①将大米洗净，用盐稍腌，用器皿将水烧滚后下米，大火煮粥。②剪去泥鳅的刺及鳍，去掉内脏，洗净，沥干水，放在器皿内煎香，随即加入1大汤碗清水，将泥鳅烩熟。③取出泥鳅拆肉，鱼骨放回器皿内熬汤，熬成的鱼汤放入粥锅内同煮。④泥鳅肉用少许熟色拉油、酱油拌匀，粥快煮好时下盐，胡椒粉调味，放入泥鳅肉，再沸滚时即成。食用时撒圆白菜粒、香菜（切末）末。

功效 滋肾利水，补气益中，有效防治高血压。

泥鳅豆腐汤

配方 泥鳅 5 条，山药 100 克，豆腐 250 克，生姜、料酒、盐、味精各适量。

制法 ①泥鳅宰杀，去内脏，洗净，沥干水。②山药洗净，切丝；豆腐切小块。③泥鳅入热油锅中，煎至微黄时，放生姜、料酒，小火煲 10 分钟。④山药放入开水中汆烫，与豆腐一同放入鱼锅中，加足量的清水，煮 30 分钟后，下味精、盐调味，搅匀后即可起锅。

功效 泥鳅可为人体提供大量的营养成分；生姜有开胃、助消化的作用。本菜品非常适合贫血者食用。

食用建议

高脂血症、支气管哮喘症者及老人慎食。

虾

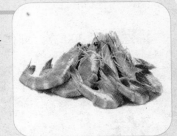

● 降压 功效

虾肉中所含有的钾元素，可以有效地调节人体内的钾、钠平衡，降低血压；虾肉中的镁元素，可以有效地调节人体的心血管系统的活动，降低血液中胆固醇的含量，从而降低血压，防止心脑血管疾病及动脉硬化的发生。经常食用各种虾类可增强人体免疫力、镇静安神。

● 降压 食谱

西红柿炒虾仁

配方 虾仁 300 克，西红柿 250 克，青豆 50 克，葱末、姜末各 15 克，盐、味精各 3 克，料酒、白糖、淀粉各 5 克，鸡蛋清 40 克。

制法 ①虾仁洗净，加盐、料酒、蛋清、淀粉拌匀上浆。②西红柿入沸水中烫一下，剥皮，切丁；青豆洗净，入锅煮熟。③锅中加油烧热，加葱末、姜末炒香，放西红柿丁炒匀，加盐、味精、白糖、虾仁炒熟，用淀粉勾一层薄芡，放入青豆炒匀，淋明油即成。

功效 本品能防止动脉硬化，扩张冠状动脉，有效地预防心血管疾病。

黄瓜红椒虾仁

配方 黄瓜 300 克，虾仁 100 克，红椒适量，盐 3 克，味精 2 克，淀粉、料酒、香油各适量。

制法 ①黄瓜去皮后切厚片；红椒洗净后切片；虾仁洗净后用料酒腌渍片刻。②油锅烧热，下虾仁炒至八成熟时捞出。接着倒入炒黄瓜，炒至将熟时倒入虾仁，放入红椒、盐、味精翻炒片刻，淋上香油，勾芡之后便可出锅。

功效 黄瓜含有纤维素，虾仁中含有丰富的镁，常吃本品，可降低胆固醇，很好地保护心血管系统，防止心血管疾病的发生。

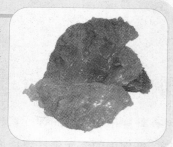

食用建议

海蜇

从事理发、纺织、粮食加工等与尘埃接触较多的工作人员常吃海蜇，可以去尘积、清肠胃，保护身体健康。脾胃虚寒者慎食。海蜇忌与白糖同腌，否则不能久藏。

● 降压功效

海蜇中含有类似于乙酰胆碱的物质，对高血压患者有很好的辅助治疗作用；海蜇中所含的甘露多糖胶质，可以降低血中胆固醇，降低血压。海蜇含有人体需要的多种营养成分，尤其含有人们饮食中所缺的碘，是一种重要的营养食品；海蜇能软坚散结、行瘀化积、清热化痰，对气管炎、哮喘、胃溃疡、风湿性关节炎等疾病有益，并有防治肿瘤的作用。

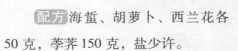

● 降压食谱

⸰ 海蜇拌菠菜

配方 菠菜根、海蜇皮各100克，蒜10克，香油3克，盐4克。

制法 ①将菠菜根洗净，海蜇皮洗净切成丝，蒜切成粒。②锅内烧水，待水开后分别投入菠菜根、海蜇皮，烫至刚熟，捞起，用凉开水过凉。③取餐具1个，加入菠菜根、海蜇丝、蒜，调入盐、香油，拌匀即可食用。

功效 降压，降脂。两者合食能降低血液黏稠度。

⸰ 荸荠汤海蜇

配方 海蜇、胡萝卜、西兰花各50克，荸荠150克，盐少许。

制法 ①将海蜇浸透去清咸味，切丝，荸荠、胡萝卜去皮切片，西兰花切小颗。②锅内加水烧开，放入海蜇稍煮片刻，捞起。③锅内加水烧开，放入海蜇、荸荠、胡萝卜片、西兰花煮片刻，调入少许食盐即成。

功效 润燥，通便，补肝，降压。适用于高血压患者。

海参

食用建议

所含的18种氨基酸能够增强组织的代谢功能，增强机体细胞活力，适用于生长发育中的青少年。海参能调节人体水分平衡，适用于孕期腿脚水肿。

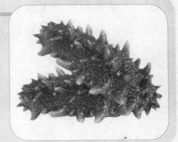

● 降压功效

海参含胆固醇低，脂肪含量相对少，是典型的高蛋白、低脂肪、低胆固醇食物，是高血压、冠心病等患者及老年人的食疗佳品，常食可治病强身。海参富含蛋白质、矿物质、维生素等50多种天然珍贵活性物质，其中酸性黏多糖和软骨素可明显降低心脏组织中脂褐素和皮肤脯氨酸的数量，起到延缓衰老的作用。

● 降压食谱

凉粉烧海参

配方 海参300克，凉粉200克，干红辣椒10克，盐3克，酱油、醋、红油、香菜各适量。

制法 ①海参洗净，切条；凉粉洗净，切块；香菜、干红辣椒均洗净，切碎备用。②热锅下油，入干红辣椒炒香，放入海参翻炒，加盐、酱油、醋、红油炒匀，加入适量清水，放入凉粉，焖烧至熟，装盘。③放入香菜装饰即可。

功效 本品美味降压，有改善血管功能、增强新陈代谢功能及免疫功能的功效，还含有膳食纤维，可防止便秘，通利大肠。

葱熘海参

配方 海参300克，大葱100克，黄瓜、柠檬各适量，盐3克，酱油、绍酒、红油、水淀粉各适量。

制法 ①海参洗净，切条；大葱洗净，切段；黄瓜、柠檬均洗净，切片。②热锅下油，放入海参翻炒片刻，放入大葱，加盐、酱油、绍酒、红油调味，炒至断生，用水淀粉勾芡，装盘。③将黄瓜片、柠檬片摆盘即可。

功效 海参中的营养物质可直接作用于血管而起到降压作用，并且还能调节血管张力。本品对高血压患者有很好的食疗作用。

牡蛎

食用建议

　　脾胃虚寒、遗精早泄、慢性腹泻者不宜多吃。

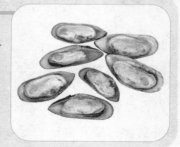

● 降压 **功效**

食用牡蛎肉可增加机体的含锌量，改变机体的锌、镉比值，降低并减少镉对人体的危害，可有效地控制和阻断镉所致高血压，有利于缓解其临床症状。牡蛎中的肝糖原在被人体吸收后能迅速转化为能量，能有效改善疲劳症状；牡蛎中所含丰富的牛磺酸有明显的保肝利胆作用，防治孕期肝内胆汁瘀积症效果甚佳。

● 降压 **食谱**

决明牡蛎

配方 牡蛎 200 克，石决明 40 克，葱花、生姜末、食盐、鸡精、料酒等各适量。

制法 ①将牡蛎肉洗净后切成片，备用。②将石决明洗净后敲碎，然后用纱布包起，备用。③将牡蛎肉及纱布包同时放入砂锅中，加入适量的清水用武火煮沸。④加入葱花、生姜末及适量的料酒等调味料，再用文火慢炖至牡蛎肉熟透，将纱布药包取出，加入适量的鸡精及食盐搅拌均匀即可食用。

功效 石决明是中药的一种，具有平肝潜阳、清肝明目的功效，能够有效地降低血压。牡蛎具有解毒镇痛、清火降压的功效。

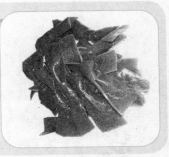

食用建议

孕妇、甲状腺功能亢进患者忌食海带。

海带

● 降压 **功效**

海带中钙的含量极为丰富，钙可降低人体对胆固醇的吸收，并且降低血压。海带还含有丰富的钾，钾有平衡钠的摄入量的作用，并有扩张外周血管作用，因此，海带对高血压有很好的食疗作用。海带还有化痰、软坚、清热、预防夜盲症、维持甲状腺功能等作用，还能预防乳腺癌的发生。

● 降压食谱

◦ 土豆拌海带丝

配方 海带（鲜）150克，土豆（黄皮）500克，大蒜（白皮）、大葱、酱油、辣椒油各5克，醋、盐各3克。

制法 ①大蒜去皮洗净斩剁成末；大葱去根洗净切成末；土豆洗净去皮后切成丝，放入沸水锅中焯一下。②海带用水泡开洗净后切成丝；葱末、蒜末、酱油、醋、盐和辣椒油同放一碗内兑成味汁，浇入土豆丝和海带丝中，拌匀即成。

功效 清热润燥，能有效降低血压，是高血压患者常用的食疗食谱。

◦ 海带紫菜汤

配方 海带（鲜）、燕窝、紫菜（干）各15克，北豆腐250克，大葱、盐各5克，姜3克。

制法 ①海带浸淡切丝；燕窝用水浸过去毛；紫菜也洗干净。②用适量清水，把上述材料一起放煲内，煮滚后加少许姜葱和盐调味，最后放入切成小方块的豆腐，再煮片刻便成。

功效 软坚，降脂。适合于高血压患者。

食用建议

淡菜

补虚益精、温肾散寒的佳品，凡属久病精血耗伤、羸弱倦怠、眩晕健忘者均可常食之；常食淡菜还可治疗阳痿早泄、肾虚和妇女崩漏等症。

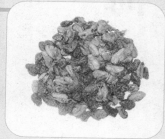

●降压功效

　　淡菜具有抑制胆固醇在肝脏合成和加速排泄胆固醇的独特作用，从而使体内胆固醇下降。它们的功效比常用的降胆固醇的药物谷固醇更强。淡菜所含的微量元素锰、钴、碘等，对调节机体正常代谢、防治疾病等均有十分重要的作用。

●降压食谱

。淡菜汤

　　配方 淡菜 500 克，油菜心 200 克，料酒 10 毫升，盐 3 克，大葱 8 克，姜 5 克，胡椒粉 1 克，猪油（炼制）15 毫升。

　　制法 ①淡菜用热水浸泡，去杂洗净，放碗中。滤净浸泡水，倒入碗中，上笼蒸 1 小时取出。烧热锅，加入猪油。②先将淡菜连汤下锅，加入清水、盐、料酒、葱（切段）、姜（切片）、胡椒粉，煮开后加入油菜心稍煮。拣出葱、姜即成。

　　功效 滋肝补肾，降血脂。适合于高血压患者食用。

。淡菜拌芹菜

　　配方 淡菜 10 克，芹菜 30 克，油、盐、醋各适量。

　　制法 ①淡菜用开水发软，洗净，煮熟。②芹菜切段，用沸水焯透。用油、盐、醋拌食。

　　功效 滋补肝肾，平抑肝阳。适用于肝肾阴虚、肝阳上亢而见血压偏高、眩晕头痛者。

紫菜

食用建议

消化功能不好、脾虚者少食；脾胃虚寒者忌食。

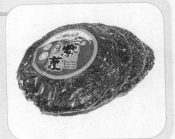

● 降压**功效**

　　紫菜中含有的藻朊酸和锗，可促进镉等有害物质的排出，有助于高血压的防治。紫菜中的红藻素可预防脑血栓等高血压并发症。紫菜中的烟酸、胡萝卜素、糖类等成分，能明显增强细胞免疫和体液免疫功能，可促进淋巴细胞转化，提高机体的免疫力，尤其适合甲状腺肿大、慢性支气管炎、脚气病。

● 降压**食谱**

虾仁紫菜汤面

　　配方 虾仁 20 克，鸡蛋 1 个，干紫菜 10 克，挂面 200 克，盐 3 克，葱花 5 克。

　　制法 ①虾仁洗净，去虾线；紫菜泡发，撕碎；将鸡蛋打入碗内调匀。②锅置火上，放油烧热，放入葱花煸出香味，向锅内倒入适量开水，将挂面下入锅中煮熟，放入虾仁，加盐，浇上鸡蛋液，蛋花浮起时，倒入装有紫菜的汤碗中即可。

　　功效 营养丰富，含有丰富的钙和锌元素，能提高患者的机体免疫力。

生菜紫菜汤

　　配方 生菜 100 克，干紫菜 10 克，葱段、花椒粉、盐、鸡精、植物油各适量。

　　制法 ①生菜择洗干净，撕成小片；紫菜洗净，撕成小片。②锅内倒入植物油烧至七成熟，放入葱段和花椒粉炒香，倒入适量清水。③水沸后将生菜和紫菜倒入锅内煮 2 分钟，用盐和鸡精调味即可。

　　功效 降压降脂，软化血管，降低血液黏稠度。

第八章
高血压病患者适宜的五谷杂粮

玉米

食用建议

玉米发霉后会产生致癌物，所以发霉的玉米绝对不能食用。

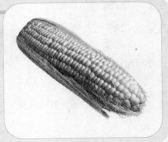

 降压功效

玉米中的亚油酸可抑制胆固醇的吸收，从而起到辅助降低血压的功效。玉米中的油酸具有降低血清中的胆固醇、软化血管的作用。亚油酸和玉米胚芽中的维生素 E 协同作用，可降低血液中胆固醇的浓度，并防止其在血管壁上沉积，有效预防高血压。玉米还具有开胃益智、宁心活血、调理中气、延缓衰老、预防脑功能退化、增强记忆力等功效。玉米中含有一种特殊的抗癌物质——谷胱甘肽，它进入人体内后与多种致癌物质结合，使其失去致癌性。

降压食谱

腰果玉米

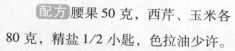

配方 腰果50克，西芹、玉米各80克，精盐1/2小匙，色拉油少许。

制法 ①将西芹及玉米放入开水里烫熟。②放油下锅，先将腰果炒1～2分钟，再倒入西芹和玉米，加入调料炒3～5分钟即可。

功效 腰果和玉米都是降脂、降压的食疗佳品，两者合用，效果自然更好，而且能弥补玉米缺乏某些氨基酸的不足。

莲藕玉米排骨汤

配方 猪排骨300克，玉米、莲藕各150克，姜片5克，料酒10克，盐3克，陈皮少许。

制法 ①猪排骨洗净切段，放入锅中，加入适量清水，以大火煮沸，略煮片刻以除去血水，捞出沥干。②莲藕去皮切片，入沸水锅内略焯；玉米切段，备用。③锅内注入适量清水，放入排骨段、莲藕片、玉米段、姜片、陈皮、料酒，大火煮沸，改小火煮2小时至材料熟烂，加盐调味即可。

功效 防治高血压、冠心病。适用于脾胃气虚、气血不足、营养不良之人食用。

小米

食用建议

气滞者忌食；素体虚寒、小便清长者少食；小米忌与杏仁同食。

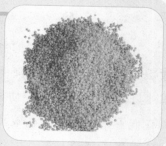

降压功效

小米中含有的膳食纤维可以抑制脂肪与钠的吸收，有降低血压的作用。其含有丰富的硒，可帮助人体制造前列腺素，前列腺素有控制血压的功能，还能扩张血管，预防动脉硬化。小米因富含维生素 B_1、维生素 B_{12} 等，具有防止消化不良及口角生疮的功效；小米可防止泛胃、呕吐；小米具有滋阴养血的功能，可以使产妇虚寒的体质得到调养，帮助她们恢复体力；小米可防止皱纹、减轻色斑、色素沉着。

● 降压食谱

小米蒲菜粥

配方 小米 100 克，蒲菜 150 克，盐 2 克。

制法 ①将蒲菜去掉老皮，冲洗干净，放入沸水锅内余透后捞出，过凉后切细。②小米淘洗干净，用冷水浸泡半小时后捞出，沥干水分。③取锅放入冷水、小米，旺火煮沸后，加入蒲菜，再改用小火续煮至粥成，然后加入盐调味即可。

功效 润肠通便，降压。

小米板栗粥

配方 板栗 300 克，小米 100 克，红糖适量。

制法 板栗去壳及细皮，切小丁与小米一同加水煮 4 小时，加入红糖，小米板栗粥即成。

功效 益气降压，养心安神。

薏米

食用建议

薏米的各种食疗及药用功效是十分缓慢的，需要一个长期的过程，不可能取得立竿见影的效果。另外，薏米性寒，脾湿胃寒、便秘者及孕妇慎食。

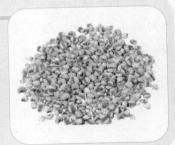

● 降压功效

薏米富含氨基酸、维生素及膳食纤维等多种营养成分，具有较好的利水

139

燥湿、健脾养胃、清热润肺等功效，对于痰湿内阻造成的脾胃虚弱型高血压患者非常适宜。薏米含有多种维生素及矿物质，如维生素 E 及钙、铁、锌、锰、钾、铜等矿物质。因而具有增强机体抵抗力、加速新陈代谢及排毒美容的功效，可以作为老人、小孩子等身体虚弱者的日常滋补食品。薏米中大量的蛋白质、维生素、有机酸等具有消肿利尿、美容养颜的功效。

● 降压食谱

○ 猪腰山药薏米粥

配方 猪腰 100 克，山药 80 克，薏米 50 克，大米 120 克，盐 3 克，味精 2 克，葱花、香油各适量。

制法 ①猪腰洗净，切花刀；山药去皮洗净，切块；薏米、大米分别淘洗干净，浸泡好。②砂锅中加入适量水，下入薏米、大米，以大火煮沸后放入山药，转中火煮半小时。③改小火，放入猪腰，待猪腰变熟，调入盐、味精调味，淋入香油、撒上葱花即可。

功效 本品可以有效地降低血液中的胆固醇含量，并且还有利水渗湿、增强机体免疫力的功效。

○ 薏米猪肠汤

配方 薏米 20 克，猪小肠 120 克，米酒 5 克。

制法 ①薏米洗净，用温热水浸泡 1 小时；猪小肠洗净，放入沸水汆烫至熟，切小段。②将猪小肠和薏米放入锅中，加适量清水，以大火煮沸后转中火煮 30 分钟即成。③食用时，倒入米酒调味即成。

功效 本品中薏米含有丰富的水溶性纤维素，可以降低血液中胆固醇及甘油三酯的含量，能有效预防高血压、高脂血症、中风、心血管疾病以及心脏病的发生。

○ 干贝薏米炖沙虫

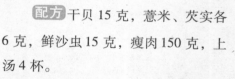

配方 干贝 15 克，薏米、芡实各 6 克，鲜沙虫 15 克，瘦肉 150 克，上汤 4 杯。

制法 ①薏米、芡实、瘦肉洗净备用，沙虫浸透去沙，反复用水冲洗干净。②将所有材料放入炖盅加汤、加盖，隔水武火炖 10 分钟，转文火炖 2 小时调味饮用。

功效 健脾利湿，清热，降血压。适用于高血压。

黑米

食用建议

不能食用没有煮烂的黑米，否则容易引起急性肠胃炎，尤其是消化功能较弱的小孩和老弱病患者。

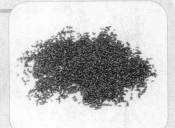

降压功效

黑米中的钾、镁等矿物质有利于控制血压，减少患心脑血管疾病的风险，所以有心脑血管疾病的人要把黑米作为膳食调养的一部分。黑米中含膳食纤维较多，淀粉消化速度比较慢，吃黑米不会像吃白米那样造成血糖的剧烈波动，因此用来做糖尿病患者的主食也是很适合的。黑米还具有滋阴补肾、脾暖肝、明目活血的作用，对贫血、头昏、视物不清、头发早白等多种病症也有改善作用。

降压食谱

黑米拌莲藕

配方 黑米 100 克，莲藕 1000 克，白糖 30 克。

制法 ①黑米洗净并用水浸泡 12 小时，沥水，将莲藕洗净去皮，一头切开。②把泡好的黑米灌入藕孔里，入蒸笼蒸 40 分钟左右取出，晾凉后切成斜刀厚片摆入盘子，撒上白糖。

功效 益气健脾，润燥滑肠，宁心安神。

黑米鸡蛋粥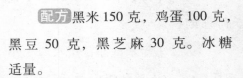

配方 黑米 150 克，鸡蛋 100 克，黑豆 50 克，黑芝麻 30 克。冰糖适量。

制法 将鸡蛋煮熟去壳，黑米、黑豆、黑芝麻洗净入锅，加适量清水慢火煮 35 分钟左右；然后加入冰糖、鸡蛋即可。

功效 补气益肾，降压降脂。

糙米

糙米不容易煮熟，可淘洗干净用冷水浸泡 12 小时，然后连浸泡水一起投入高压锅，煮半小时以上。

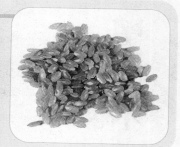

◎ 降压功效

糙米中含有的 γ 氨基酪酸，可抑制交感神经活动，促进肾脏功能，加速钠的代谢，从而降低血压。其所含的镁，能激活钙泵，泵入钾离子，限制钠内流，还能减少应激诱导的去甲肾上腺素的释放，从而起到降低血压的作用。糙米具有分解农药及放射性物质的功效，从而有效地防止了身体吸收有害物质，达到防癌的作用；糙米能使细胞功能转为正常，保持内分泌平衡。

◎ 降压食谱

木瓜糙米粥

配方 木瓜半个，糙米 50 克，葡萄糖少许。

制法 ①糙米洗净，用水泡 2 小时以上，放入果汁机中加适量清水，打碎后去渣取汁。②将糙米汁放入锅内，以中火煮沸，加入葡萄糖，充分搅拌均匀。③木瓜削皮、去子、切块，放入锅中，以小火煮熟即可。

功效 糙米具有降压功效；木瓜具有增强体质、丰胸美容、护肤养颜

的功效。

注意 不适宜孕妇和过敏体质人士食用。注意我们平时食用的木瓜是产于南方的番木瓜，可以生吃，也可作为蔬菜和肉类一起炖煮。产于北方的木瓜多用于治病。

排骨糙米粥

配方 排骨 200 克，糙米 100 克，葱 1 根，香油、盐各适量。

制法 ①糙米洗净，加水浸泡 1 小时以上，排骨切小块，余烫尽血渍，

葱洗净切末。②将糙米放入锅中煮开，再放入排骨熬成稠粥。③加盐调味后熄火，撒上葱花，淋入香油即可。

功效 猪排骨提供人体生理活动必需的优质蛋白质、脂肪、丰富的钙质，可维持骨骼健康。

荞麦

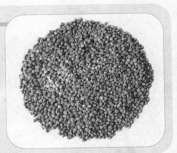

食用建议

荞麦性凉，一次不宜多吃，胃寒者尤为不宜，以防消化不良。

● 降压 功效

抗氧化，有助于降低血压。荞麦富含其他粮食中含量很少的芦丁，芦丁能抑制会让血压上升的物质，具有抗氧化作用，其含有的钾有助于降低血压。荞麦具有清热去燥、补中益气、凉血和血、除烦止渴、润肠通便、软化血管及降低血脂等多种功能；荞麦对防治动脉硬化、高脂血症及便秘等症，有显著的食疗功效。

● 降压 食谱

荞麦红枣饭

配方 大米 100 克，荞麦米 50 克，红枣 6 枚。

制法 ①将大米和荞麦米淘洗干净；荞麦米用清水浸泡 2 小时；红枣洗净。②荞麦米、大米和红枣一同倒入电饭锅内，加适量清水蒸熟即可。

功效 清热去燥，补血养气。

荞麦面馄饨

配方 荞麦面 100 克，鸭胸脯肉 50 克，紫菜、虾皮、葱花、香菜末、胡椒粉、盐、生抽、料酒、鸡精、香油各适量。

制法 ①鸭胸脯肉洗净，剁成肉馅，加盐、鸡精、生抽、料酒、胡椒粉、香油搅匀，做成馄饨馅；紫菜撕成小片；虾皮洗净。②荞麦面倒入盆中，加适量温水和成面团，擀成馄饨皮，包入鸭肉馅，做成馄饨生坯，入沸水中煮熟，用紫菜、虾皮、葱花、香菜末、胡椒粉、鸡精和香油调味即可。

功效 软化血管，降低血脂。

食用建议

燕麦

皮肤过敏者不宜食用燕麦；孕妇应忌食；一次不宜食用太多。

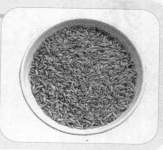

●降压**功效**

燕麦含有皂苷和丰富的亚油酸，所以能够有效地降低人体中的胆固醇、甘油三酯，经常食用，即可对心脑血管病起到一定的预防作用，也可改善人体血液循环。燕麦能吸收人体内的胆固醇并排出体外，可以预防高脂血症及冠心病的发生。此外，燕麦还有促进血液循环的作用。

●降压**食谱**

麦片蛋花甜味粥

配方 燕麦片 30 克，鸡蛋 1 个，白糖适量。

制法 ①将鸡蛋打散搅匀。②把燕麦片用水浸泡，泡软后倒入锅中，小火煮沸约 5 分钟。③再往锅中打入鸡蛋液，煮熟，加白糖调味即成。

功效 润肠通便，降脂降压。

提子杏仁麦片粥

配方 烤杏仁片 30 克，提子干 15 克，麦片适量，蜂蜜 1 大匙，精盐少许，牛奶适量。

制法①坐锅点火，加入适量清水，先放入精盐煮沸，再转小火，倒入麦片（边倒边搅），煮约1分钟。②盖上盖，熄火后冷却2~3分钟；

然后加入牛奶、提子、杏仁片、蜂蜜搅拌均匀，即可装碗食用。

功效补中益气，养血益气，有降压的功效。

食用建议

绿豆

绿豆性寒、凉，素体阳虚、脾胃虚寒、泄泻者慎食。

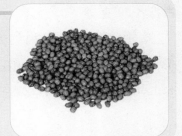

 ● 降压**功效**

绿豆所含有的各种元素，是消暑解毒、降低血压的"功臣"。李时珍就将绿豆称为"菜中佳品"。绿豆中的各种有机酸及维生素和矿物质具有很强的降血脂的功效，常食绿豆及绿豆制品对缓解高血压症状有很好的功效。绿豆中所含蛋白质、磷脂均有兴奋神经、增进食欲的功能；绿豆中的多糖成分能增强血清脂蛋白酶的活性，使脂蛋白中甘油三酯水解达到降血脂的疗效，从而可以防治冠心病、心绞痛；绿豆中含有一种球蛋白和多糖，能促进动物体内胆固醇在肝脏中分解成胆酸，加速胆汁中胆盐分泌并降低小肠对胆固醇的吸收。

● 降压**食谱**

三豆大枣甘草汁

配方 绿豆、赤小豆、黑豆各100克，大枣15枚，甘草5克。

制法①甘草洗净、切碎，大枣

洗净、去核，待用。②将绿豆、赤豆、黑豆洗净，放入砂锅，加适量水，煨煮至酥熟，加入甘草末、大枣，继续以小火煨煮半小时即成。

功效 滋阴补血，利水降压。适

用于阴虚内热型高血压患者。

加味绿豆糕

配方 绿豆粉、豌豆粉各 1000 克，山药、核桃仁、枣泥各 100 克，蜂蜜 100 毫升，桂花 20 克，红糖、白糖各 50 克。

制法 ①山药、核桃仁洗净，烘干，碾成末和匀，入碗待用。②锅置火上，加适量水煮沸，放入红、白糖溶化，加入桂花拌和均匀，先缓缓调入绿豆、豌豆粉，再调入山药、核桃仁粉及枣泥，视搅拌均匀程度加入适量清水，并调入蜂蜜，搅匀呈硬膏状，装入木格内，上笼蒸 30 分钟即成，晾凉后放入冰箱备用。

功效 滋阴补虚，利湿降压。适用于中老年肝肾阴虚、阴阳两虚型高血压患者。

食用建议

黄豆

黄豆在消化过程中易产生气体，造成肚胀，因此有严重肝病、肾病、痛风、消化不良和慢性消化道疾病的人应少吃。

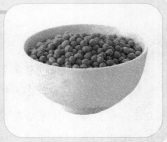

降压 **功效**

黄豆中的蛋白质及亚油酸、异黄酮等，可以有效地降低血液中的血脂及胆固醇的含量，因此经常食用黄豆及其制品可降低血压。黄豆中维生素及有机酸，可以有效地促进儿童大脑和神经的发育，具有健脑益智的功效。

降压 **食谱**

黄豆烧豆腐

配方 豆腐 500 克，黄豆 100 克，盐、味精、葱花、生姜末、鲜汤、湿淀粉、香油、植物油各适量。

制法 ①将黄豆洗净，放入沸水

中焯一下；豆腐洗净，切块。②炒锅上火，放油烧热，下豆腐块煎至两面金黄时出锅。③将葱花、生姜末煸香，加入盐、鲜汤烧沸，下豆腐、黄豆，烧至入味，用湿淀粉勾芡，加味精，淋上香油，出锅装盘即成。

功效 此菜中不含胆固醇，还能补中益气，实为高血压、高脂血症、高胆固醇及动脉硬化、冠心病患者的食疗佳肴。

丝瓜烧黄豆

配方 丝瓜250克，干黄豆10

克，葱花、花椒粉、盐、鸡精、植物油各适量。

制法 ①干黄豆用冷水浸泡8～12小时，洗净；丝瓜去皮和蒂，洗净，切成滚刀块。②炒锅置火上，倒入适量植物油，待油温烧至七成热，加葱花和花椒粉炒出香味。③倒入黄豆翻炒均匀，加适量清水烧至九成熟，放入丝瓜块烧熟，用盐和鸡精调味即可。

功效 清热润燥，降脂降压。

黑豆

食用建议

黑豆忌与蓖麻子、厚朴同食。小儿不宜多食。

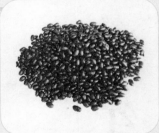

● 降压**功效**

黑豆中含有大量大豆蛋白、亚油酸、卵磷脂、亚麻酸及丰富的钙等营养物质，能降低脂肪和胆固醇，软化血管，降低血压。此外，黑豆中粗纤维含量高达4%，常食黑豆可以促进消化，防止便秘发生，对高血压患者来说，能避免因便秘而用力排便引起血压升高的危险。黑豆中粗纤维含量极高，可以促进消化，防止便秘；黑豆中的异黄酮是一种植物性雌激素，能有效抑制乳腺癌、前列腺癌和结肠癌；黑豆中的花青素能清除体内自由基，在酸性环境下，其抗氧化效果更佳，可美容养颜，促进肠胃蠕动。

●降压 食谱

● 黑豆炖鳝鱼

配方 黑豆 30 克，鳝鱼 100 克，姜、盐各 2 克，大葱、香油各 5 克，料酒 10 毫升。

制法 ①将鳝鱼宰杀去杂，洗净后切成段。②炒锅上火，放油烧热后下黑豆炒至熟脆。姜洗净切片备用。放入鳝鱼、姜片、料酒、盐、葱、香油及适量的清水，置旺火上煮沸后改用小火炖至鱼肉酥烂即成。

功效 滋肝益肾，补中益气，有效降低血压。

● 豆豉小辣椒

配方 小辣椒 500 克，黑豆豉 250 克。

制法 ①将小辣椒去蒂去籽，洗净后切成 1 厘米左右的段待用。②将切好的辣椒段倒入不放油的炒锅中煸炒，待辣椒被煸软后铲出待用；炒锅中倒入约半杯油，烧热后炒香豆豉，将煸好的辣椒段倒入锅中，炒匀后出锅即可。

功效 软化血管，降低血压。

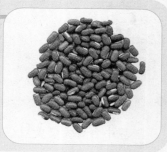

食用建议

红豆

尿频者应忌食红豆；蛇咬伤者，应忌食百日。

●降压 功效

红豆中的皂角苷能促进心脏血管的活化，并且有利尿作用，可以有效地降低血压；红豆中含较多的膳食纤维，具有良好的润肠通便，降血压、降血脂的作用；红豆中的钾在人体内起着维持细胞内外渗透压和酸碱平衡的作用，可以排出体内多余的钠，达到降低血压的目的。红豆含有较多的皂角苷，可刺激肠道，有很好的利尿作用，并且能解酒、解毒、消肿，对肾病、水肿有益。

●降压食谱

三豆饮

配方 绿豆、红豆、黑豆各50克。

制法 将绿豆、红豆、黑豆洗净，一同置于锅中，加入适量清水煮至豆熟烂即可。

功效 补肾利水，清热去燥，润肠。能够作为高血压患者常饮之品。

百年好合

配方 红豆250克，百合、白砂糖各100克，荸荠粉23克，陈皮3克。

制法 ①百合用清水浸1小时，水煮5分钟，捞出水洗；再放滚水中煮30分钟再上笼蒸熟；荸荠粉加水100克搅匀；红豆用清水浸3小时。②锅内入水，放陈皮，烧开放红豆，煮约2小时；冷后放在筛内，擦出豆沙，豆壳不要；陈皮剁茸；将陈皮、豆沙、煮红豆水烧开后加入白砂糖、百合，放入荸荠粉水即成。

功效 润燥，补气，益中。防止肠燥便秘引起的血压升高。

蚕豆

食用建议

蚕豆不宜生吃，应将生蚕豆多次浸泡或焯水后再进行烹调；也不宜多吃，以免胀肚伤脾胃。

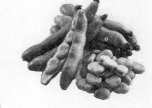

● 降压**功效**

蚕豆富含蛋白质及氨基酸、钾等物质，热量也低，能降低血压、血脂，清热解毒，是高血压患者的绿色食品。蚕豆中含有大脑和神经组织的重要组成成分磷脂并含有丰富的胆碱，有增强记忆力的作用；它所含的蛋白质可以延缓动脉硬化；豆皮中的粗纤维有降低胆固醇、促进肠蠕动的作用。

● 降压**食谱**

蚕豆炒瘦肉

配方 蚕豆250克，瘦肉200克，胡萝卜50克，盐3克，鸡精2克，醋、水淀粉各适量。

制法 ①蚕豆去皮，洗净备用；瘦肉洗净，切片；胡萝卜洗净，切片。②热锅下油，放入瘦肉略炒，再放入蚕豆、胡萝卜一起炒，加盐、鸡精、醋调味。③待熟，用水淀粉勾芡，装盘即可。

功效 有开胃消食、宽肠通便、降低血压、增强免疫力的功效，并且蚕豆和瘦肉都能够有效地给人体补充蛋白质。

泡椒拌蚕豆

配方 蚕豆300克，泡红椒20克，盐、味精各3克，香油10克。

制法 ①蚕豆去外壳，再剥去豆皮，洗净。②泡红椒洗净，切小粒。③将蚕豆放入蒸锅内隔水蒸熟，取出晾凉，放盘内，加入泡椒粒、盐、香油、味精，拌匀即成。

功效 富含蛋白质、氨基酸等物质，热量低，并且不含胆固醇，有降血压、清热解毒之功效，对高血压、高脂血症和心血管疾病患者来说是一种良好的绿色食品。

第九章
高血压病患者适宜的干果

核桃

核桃含油脂多，吃多了会上火和恶心，正在上火、腹泻的人不宜吃。

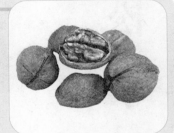

● 降压 功效

核桃能缓解心理压力造成的血压升高。核桃中含有 $\omega-3$ 脂肪酸，有助于应对心理压力，使平均舒张压明显下降，对心理压力造成的血压升高有缓解作用。核桃中的磷脂对脑神经有良好保健作用，可以滋养脑细胞，增强脑功能；核桃含有大量的维生素 E，经常食用可以令皮肤滋润光滑，富于弹性，也可以促进头发的生长。

● 降压 食谱

芝麻核桃酪

配方 芝麻 80 克，核桃仁 220

克，糯米 45 克，冰糖适量。

制法 将配方分别用文火炒香，碾压粉碎后拌匀。各取 10 克左右，每日 2

次，加适量水煮成糊状，用冰糖调味。

功效 补肾润燥，益气降压，健脑和中，能黑须发养容颜。

● **山楂核桃饮**

配方 核桃 150 克，山楂 50 克，蔗糖 200 克。

制法 ①将核桃仁和山楂用适量的水浸至软化，用搅拌机打碎。②加水至 1000 毫升，过滤去渣，将滤液煮沸，加入蔗糖调味即可。

功效 健脾消食，滋肾利水，健脑益智，强身健体，益气降压。

松子

食用建议

便溏、精滑、咳嗽痰多、腹泻者忌食。

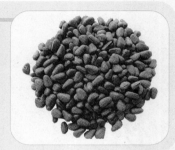

● 降压**功效**

松子中所含的不饱和脂肪酸和大量矿物质如钙、铁、磷等，能够增强血管弹性，维护毛细血管的正常状态，降低血压，降低血脂，预防心脑血管疾病。松仁富含油脂和多种营养物质，能够有效滋润五脏，补益气血，充养肌肤，乌发白肤，养颜驻容，保持健康的形态，是良好的美容食品；松子中所含的不饱和脂肪酸和大量矿物质能为机体组织提供丰富的营养成分，从而强壮筋骨，消除疲劳。

● 降压**食谱**

● **松仁茯苓蒸豆腐**

配方 北豆腐 500 克，茯苓、鲜

香菇各 30 克，松子仁、鸡蛋清各 40 克，胡萝卜 25 克，盐 3 克，料酒 5 毫升，淀粉 5 克。

制法 ①豆腐挤压除水，切成小方块；香菇、胡萝卜洗净，切成菱形薄片；鸡蛋清打至泡沫状。②豆腐块撒上茯苓粉、盐。③将豆腐块摆平，抹上鸡蛋清，摆上香菇、胡萝卜、松仁，放入蒸锅内用旺火蒸 10 分钟后取出。④将清汤、盐、料酒倒入锅内烧开，勾芡，浇在豆腐上即可。

功效 本菜营养全面均衡，可提高机体抗病能力，心脑血管疾病患者可经常食用。

松仁玉米

配方 甜玉米 1 碗，松仁 1 小碗，辣椒（小）1 个，胡萝卜（小）1 根，小葱 1 棵，盐适量。

制法 ①将辣椒、胡萝卜、小葱全部切玉米粒大小的丁。②锅内加油，待油温三成热时，把松仁放入锅中，保持小火。③另起一锅，加底油，同时下葱花和胡萝卜丁煸炒，煸出香味后加辣椒丁，翻炒几下，就可以加入甜玉米粒翻炒了，至熟，加半小勺盐调味，盛盘出锅。④将预备好的松仁，倒入盘中，拌匀。

功效 营养丰富，能有效促进人体吸收，并有软化血管、降压解脂的功效。

食用建议

板栗

便秘者、产妇、儿童以及经常腹胀者不宜常食板栗。

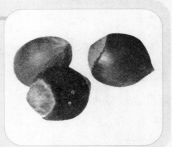

●降压功效

板栗营养丰富，维生素 C、维生素 B_1 和胡萝卜素的含量较一般干果都高，可有效地预防和辅助治疗高血压、冠心病、动脉硬化等心血管疾病。板栗具有养胃健脾、补肾强腰之功效；常吃板栗，还可以有效地辅助治疗日久难愈的小儿口舌生疮和成人口腔溃疡。

高血压

饮食对症调养

——专家教你怎样吃降低高血压

降压食谱

什锦栗子煲

配方 栗子 150 克，番茄 20 克，冬笋 50 克，发好的金针菜、黑木耳各 20 克，湿生粉 5 克，调料适量，花生油 10 毫升，蒜头、姜片各适量。

制法 ①将栗子煮熟去壳，番茄、冬笋洗净切块，金针菜洗净切段，黑木耳洗净切片，蒜头去皮炸透，生姜切片。②将冬笋、金针菜、黑木耳分别放入开水中煮片刻，捞起待用。③烧锅下油，下蒜头、姜片爆香，放入冬笋、金针菜、黑木耳、上汤，调味先焖片刻，再加入栗子、番茄同焖几分钟，用湿生粉勾芡即成。

功效 此菜有补肾益气、强健筋骨、暖肠厚胃的功效。适用于高血压肾虚、腰膝无力患者。

栗子百合生鱼汤

配方 栗子 250 克，百合 50 克，猪肉 150 克，生鱼 300 克，老姜 10 克，食盐 5 克。

制法 ①先将猪肉斩块，生鱼剖洗干净，栗子、百合洗净。②用煲烧水至沸后放入猪肉，焯去表面血渍，倒出洗净。③用瓦煲装水，用猛火煮沸后放入所有材料，煲 2 小时后调味即可。

功效 滋肺益气，强壮腰膝，止咳利水。对于高血压所致的肾虚、腰膝酸软等有疗效。

降压参耳板栗

配方 党参 25 克，去壳板栗 300 克，木耳 20 克，精盐 1/4 小匙，冰糖 1 小匙，鸡汤适量。

制法 ①党参切片，加水煎成汁，过滤留汁待用，木耳去杂，洗净。②锅中加鸡汤、党参汁及参片，放板栗、木耳，加精盐、冰糖调味，待汁收干即可。

功效 本品有补中益气、养血补肺、补脑强心、降压、降脂、防动脉硬化之功效，适用于气虚型高血压患者。

杏仁

食用建议

产妇、婴儿、糖尿病患者不宜食用。

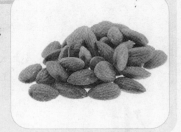

●降压 功效

杏仁含有丰富的黄酮类和多酚类成分，这种成分不但能够降低人体内胆固醇的含量，还能显著降低高血压、心脑血管疾病和很多慢性病的发病危险。杏仁有生津止渴、润肺定喘的功效，可用于辅助治疗热病伤津、口渴咽干、肺燥喘咳等症。

●降压 食谱

杏仁雪梨汤

配方 梨600克，杏仁20克，冰糖30克。

制法 ①雪梨洗净，留皮去核，切成滚刀块；杏仁洗净，沥干。②锅放火上，加入适量清水，下入雪梨、杏仁及冰糖，盖严；先用旺火煮3~5分钟，再转用文火煮1小时，盛入碗中，晾凉后即可。

功效 生津，润燥，通便。维护心血管健康，有效防止动脉硬化、高血压、心脏病、便秘等。

杏仁糯米冰糖粥

配方 糯米100克，杏仁、山楂糕、冰糖各10克。

制法 ①杏仁用豆浆机制成杏仁浆；山楂糕切丁；糯米提前用冷水浸泡3小时，沥水备用。②锅中加1200克水，烧沸后将糯米、杏仁浆放入；煮半小时后加入冰糖，食用时撒入山楂糕即可。

功效 滋阴润肺，消咳止喘。适用于高血压、咳嗽、气喘等症。

花生

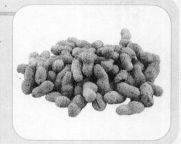

降压功效

花生中含有丰富的维生素、蛋白质、微量元素及卵磷脂和不饱和脂肪酸，使得花生具有降脂降压、延缓衰老的功效，因此也有人将花生称为"长生果"。花生中含有丰富的维生素，如维生素C、维生素E和维生素K。花生的红色薄皮及花生中含有的维生素K都具有很好的补血功效；矿物质钾、钠、磷、镁、硒、钙等，具有调节人体内血液循环，维持人体正常的新陈代谢的功能。丰富的蛋白质和胡萝卜素，少量的脂肪又使花生具有瘦身减肥的功效。

降压食谱

花生玉米炒香芹

配方 西芹350克，油炸花生米100克，玉米粒50克，蒜片少许，盐、味精、酱油、花椒各适量。

制法 ①西芹择洗干净，斜刀切成花生米大小的菱形块，余烫后备用。②油锅烧热，下蒜片、花椒爆香，倒入西芹、玉米粒、油炸花生米，调入酱油、盐、味精，大火翻炒均匀，装盘即可。

功效 补气养血，滋阴润燥，益气降压。

海带花生瘦肉汤

配方 海带（已发）100克，花生米15克，瘦肉80克，生姜5克，葱5克，花生油4毫升，盐3克，胡椒粉少许，大骨汤适量。

制法 ①将海带洗净，花生米泡

透，瘦肉切成片，生姜去皮切片，葱洗净切花。②烧锅下花生油，待油热时放入姜片煸香锅，注入大骨汤，加入花生米、海带，用中火烧煮。③待汤白时投入肉片，调入盐、胡椒粉，用大火煮透，盛入汤碗内，撒上葱花即可食用。

功效 补中益气，降压解脂。适用于高血压、高脂血症患者。

食用建议

红枣

糖尿病患者不宜多食；湿热内盛者、小儿疳积和寄生虫病儿童、齿病疼痛、痰湿偏盛的人及腹部胀满者、舌苔厚腻者忌食。

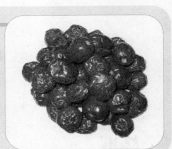

● 降压功效

红枣含有的芦丁是一种通过软化血管而使血压降低的物质，能有效防治高血压。红枣有抗氧化、抗衰老的作用；可改善更年期潮热出汗、情绪不稳；对病后体虚的人有良好的滋补作用；还有抗过敏、宁心安神、益智健脑、增强食欲、保护肝脏、预防胆结石的功效。

● 降压食谱

蜜饯红枣花生仁

配方 花生米（生）100 克，枣（干）、红糖各 50 克。

制法 花生米略煮一下，放冷去皮；将红枣泡发与花生同放，煮花生米的水中，再加冷水适量，用小火煮半小时左右，加入红糖，待溶化后收汁即可。

功效 益气降压，补血养血。适用于高血压患者，贫血患者亦可常食。

四红汤

配方 红枣（干）、桂圆各 20 克，红豆 30 克，红糖 5 克。

制法 ①桂圆去皮，红豆和红枣清洗干净。②砂锅内放适量水，放入红豆、红枣和桂圆，炖至红豆熟烂，加入红糖，小火再炖一会儿即可。

功效 补气益血，滋阴壮阳。

红枣西米羹

配方 大西米 80 克，红枣（去核）50 克，冰糖 150 克，水 1000 毫升，鲜樱桃 50 克（或樱桃蜜饯 20 克）。

制法 将淘洗干净的大西米加水煮软后去除乳浊液体。红枣洗净煮软入西米中，补足水量，加入冰糖和樱桃，再煮沸片刻即可。饮用前冷冻。宜作冷饮食用。

功效 健胃开胃，活血化瘀。适用于高血压病和心血管疾病。

食用建议

腰果含油脂丰富，故不适合胆功能严重不良者及肠炎、腹泻患者和痰多患者食用。

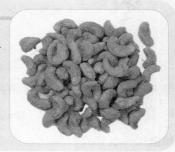

腰果

● 降压 功效

腰果中的不饱和脂肪酸有很好的软化血管的作用，对保护血管、防治心血管疾病大有益处。腰果含有丰富的油脂，可以润肠通便，润肤美容，延缓衰老。经常食用腰果可以提高机体抗病能力。

● 降压 食谱

腰果虾球

配方 新鲜基围虾（海白虾也可）300 克，熟腰果 50 克，鸡蛋 1枚（只要鸡蛋清），黄瓜 1 根，姜末、葱段、糖、盐、水淀粉各适量。

制法 ①基围虾剥皮，去虾线，背部切开 2/3（便于卷成虾球），挂一层薄淀粉蛋清。②油锅烧开，再放至四五成热（烧开是为了去掉生油味儿，高于四五成热，虾球容易炸过）。待所有虾球卷好后捞出。③重起油锅，旺火，放入姜末、葱段，煸出香味，放入熟腰果、黄瓜，最后放入虾仁、糖、盐，勾芡起锅。

功效 润肠通便，提高机体的抗病能力。

腰果炒西芹

配方 西芹 250 克，腰果 50 克，盐 3 克，香油 10 克。

制法 ①将西芹的根部去掉，并将叶片洗干净之后切成块状，放入开水锅中余烫备用。②将腰果放入锅

中，用油炸到变浅黄色后捞出待凉。③将盐和香油加入西芹后，搅拌均匀再将腰果撒上即可。

功效 消除压力，降低血压。

甘笋腰果炒鸡丝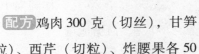

配方 鸡肉 300 克（切丝），甘笋（切粒）、西芹（切粒）、炸腰果各 50克，海鲜酱 2 汤匙，蚝油 1 汤匙。

制法 ①将甘笋粒及西芹粒放在沸水中片刻，沥干。②烧热油 2 汤匙，加入鸡肉炒熟。③加入甘笋、西芹、海鲜酱、蚝油及腰果炒匀即成。

功效 润燥益气，补脾益胃。常食能使身体强健。

莲子

食用建议

便秘、消化不良、腹胀者不宜常食莲子。

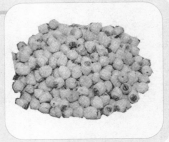

● 降压 功效

莲子所含非结晶性生物碱 Nn-9 具有较强的降压作用，作用机制主要是通过释放组胺，使周围血管扩张，从而降低血压。莲子中所含的多糖具

有很好的滋补功效，适宜久病、产后或老年体虚者食用；莲子心所含生物碱具有显著的强心作用，可以改善心慌、失眠多梦等症状，有助于睡眠。

● 降压 食谱

莲子桂圆粥

配方 莲子20克，桂圆肉10克，糯米50克，白糖适量。

制法 ①取莲子、桂圆肉，糯米分别洗净。②将莲子、桂圆肉、糯米一同放入锅内，加适量水同煮成粥。待粥熟后，调入适量白糖继续煮5分钟即可。

功效 此粥有降低血压、强心、抗心律不齐、安定心神的作用。此外，桂圆肉还可降血脂，增加冠状动脉血流量，对于防治高血压、动脉硬化等有食疗作用。

莲子红枣脊骨汤

配方 猪脊骨1具，莲子100克，红枣50克，甘草10克，木香3克。

制法 ①将猪脊骨洗净，剁碎，和红枣、莲子一同放入砂锅，加适量水，大火烧沸。②加入用纱布包好的甘草、木香，小火炖煮2～4小时即可。

功效 补气养血，宁心安神，强壮机体。有效防治高血压、心脏病等心血管疾病，对治疗失眠也有疗效。

第 十 章
高血压病患者适宜的调味品

大蒜

食用建议

有胃肠道疾病特别是有胃溃疡和十二指肠溃疡者不宜食用。

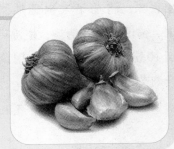

◉ 降压 功效

　　大蒜所含有的微量元素锗和硒等参与人体代谢，能够增加人体纤维蛋白溶解的活性，可有效地降低胆固醇、抑制血栓的形成、使血管扩张，从而有效降压。大蒜的主要成分是大蒜辣素，具有很强的杀菌作用。同时还含有蛋白质、维生素及钙、磷、铁等矿物质，此外，大蒜还含有维生素 B_1、维生素 B_2、烟酸、柠檬醛以及硒、锗等微量元素。因此，大蒜除了具有强大杀菌作用外，还可以有效预防感冒、保护肝脏、排毒养颜、减肥、防治肿瘤等。

● 降压食谱

大蒜烧茄子

配方 茄子 200 克，大蒜 25 克，花生油、姜末、酱油、盐、清汤、葱花、白糖、淀粉、味精各适量。

制法 ①茄子去皮、蒂，切成大片，剞十字花刀，改成长方块。蒜切成两半，待用。白糖与淀粉加水，调成芡汁。②锅入油烧热，放入蒜瓣炸出香味，将茄子入锅翻炒，下入姜末、酱油、盐及清汤，烧沸后用文火焖 10 分钟，撒入葱花，用调好的芡汁勾芡，调入味精即成。

功效 润燥滑肠，行气利水。适用于高血压患者。

枸杞大蒜粥

配方 紫皮大蒜 30 克，枸杞子 10 克，糯米 100 克，红糖适量。

制法 ①大蒜去皮洗净，切碎，剁成糜糊状，待用。②糯米、枸杞子淘洗干净，加水煮粥，粥将成时，加入蒜糜调匀煮沸，并加入红糖调味即成。每天 1 剂，分 2 次服食。

功效 滋阴补虚，行滞降压。适用于各型高血压患者，尤其是阴虚型高血压患者。

大葱

食用建议

患有胃肠道疾病特别是溃疡病的人应严格控制食用量。

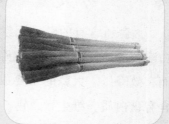

● 降压功效

大葱含有的前列腺素是类似激素的物质，有一定的降压作用。大葱还富含钾和钙，同样有利于保护血管，降低血压。大葱所含的微量元素硒可降低胃液内的亚硝酸盐含量，对预防胃癌有一定作用；大葱还有增强纤维蛋白溶解活性和降低血脂的作用，能消除凝血块，避免血栓形成。经常吃葱可使胆固醇不易在血管壁上沉积，有利于保持血管的功能正常，有助于防治冠心病和动脉粥样硬化。

● 降压食谱

京酱肉丝

配方 猪里脊肉 250 克，葱、姜各 200 克，鸡蛋、淀粉各 75 克，姜 10 克，甜面酱 50 克，黄酒 5 毫升，白糖 5 克，酱油 8 毫升，盐 3 克，味精 2 克，花生油 25 毫升。

制法 ①葱、姜洗净均切成丝。再将一半葱丝放入盘中央。将猪里脊肉切成丝，放入碗中，加入黄酒、盐、味精调匀，放入蛋清、淀粉上浆抓匀。②锅内加油烧至三成热，将肉丝入勺滑散，捞出沥油。③锅内加少许油，投入葱姜丝爆锅，加入甜面酱炒香，倒入滑好油的肉丝，快速翻炒，加入白糖、老抽、湿淀粉翻炒均匀，装盘即成。

功效 营养丰富，能为人体提供足够的蛋白质、维生素和矿物质，有效提高身体免疫力。

葱爆牛肉

配方 牛腱子肉 250 克，葱白 40 克，熟芝麻 20 克，蒜、姜、酱油、辣椒、干香菇、黄酒、盐、味精、米醋各适量。

制法 ①牛腱子肉洗净去筋膜，切块，再搋成薄片；葱白洗净，切成滚刀块。②牛肉放入瓷碗内，放入芝麻、蒜、姜、酱油、辣椒、黄酒、味精搅拌均匀，腌十几分钟。③干香菇水发后洗净，去蒂切丝。④炒锅内倒入油烧至八成热，放入牛肉片、香菇丝、葱白爆炒熟，然后放入大蒜末、米醋、盐、味精炒匀装盘，撒上熟芝麻即可。

功效 补中益气，强肾壮腰，降压降脂。

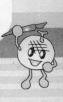

生姜

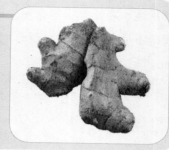

● 降压**功效**

生姜中的辣味成分姜酚和姜烯酚可减少胆固醇的生成并促使其排出体外，促进血液循环，还可扩张血管，从而起到降低血压的作用。生姜的挥发油能增强胃液的分泌和肠壁的蠕动，能提高食欲，而且刺激味觉神经，增强消化吸收功能；生姜挥发油中所含的姜酚，能抑制前列腺分泌过多，减少胆汁中黏蛋白的含量，从而起到抑制胆石症发生的作用。

● 降压**食谱**

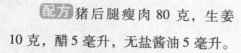 #### 姜泥猪肉

配方 猪后腿瘦肉 80 克，生姜 10 克，醋 5 毫升，无盐酱油 5 毫升。

制法 ①猪后腿瘦肉洗净，放入滚水煮沸，转小火煮 15 分钟，再浸泡 15 分钟，取出，用冰水冲凉备用。②生姜洗净去皮，磨成泥状，加入无盐酱油、醋拌匀，即成酱汁。③猪后腿瘦肉切片摆盘，淋上酱汁即可。

功效 本品能引起血管运动中枢及交感神经的反射性兴奋，促进血液循环，降低血压以及预防心脑血管疾病的发生。

姜汁菠菜

配方 菠菜 250 克，姜汁 5 毫升，盐 2 克，鸡精、香油各适量。

制法 ①菠菜择洗干净，入沸水中焯烫 30 秒，捞出，晾凉，沥干水分，切段。②取盘，放入菠菜段，用姜汁、盐、鸡精和香油调味即可。

功效 软化血管，降低血液黏稠度，预防心血管疾病。

花椒

食用建议

孕妇、阴虚火旺者忌食。

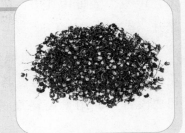

● 降压**功效**

花椒中含有的亚油酸能扩张血管，增强血管弹性，保护血管，对高血压患者有益。花椒果实含柠檬烯、枯醇等成分，有芳香健胃、温中散寒、除湿止痛、杀虫解毒、止痒解腥的功效。服花椒水能祛除寄生虫。

● 降压**食谱**

麻婆豆腐

配方 豆腐400克，麻婆豆腐调料1袋（80克），水淀粉40克，青蒜苗2根，清汤200毫升，花椒面适量。

制法 ①豆腐切成1~3厘米见方的块，放入锅内，加水余透。不要用沸水煮，保持温度即可。②青蒜苗洗净，切成1厘米长的短节。③锅内油烧熟，放入麻婆豆腐调料，加汤，放豆腐，微火将豆腐烧透入味，待汤略干即下青蒜、水淀粉，搅拌后轻轻装入碗内，撒上花椒面即成。

功效 健胃消食，醒脾降压，有效预防消化不良、高血压等疾病。

花椒油炒芹菜

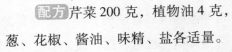

配方 芹菜200克，植物油4克，葱、花椒、酱油、味精、盐各适量。

制法 芹菜去根、老叶，洗净，切段；油放炒锅中烧五成热，放入花椒稍炸至香，再放芹菜翻炒两下，加酱油、盐、味精拌炒均匀，撒入葱花，出锅盛入盘中即可。

功效 降血压，助消化。

花椒油拌鲜芦笋

配方 芦笋650克，胡萝卜300

克，花椒 3 克，盐 5 克，淀粉（玉米）10 克，生抽 10 毫升，花生油 10 毫升，素高汤 100 毫升。

制法 ①花椒放热油锅内炸出花椒油备用。②芦笋削去老皮，并切成段备用，用素高汤煨透入味。

③锅烧热放花生油，将芦笋爆透，放入适量素高汤、生抽和花椒油，淋上淀粉芡上碟；把胡萝卜剁碎撒在芦笋上，伴胡萝卜花装饰即成。

功效 暖胃醒脾，温中散寒，益气降压。

食用建议

芥末

胃炎、消化道溃疡患者忌食；眼睛有炎症者、孕妇不宜食用。

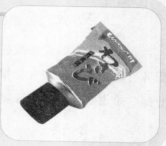

●降压功效

芥末有预防高脂血症、高血压、心脏病，减少血液黏稠度等功效。芥末可刺激唾液和胃液的分泌，有开胃的作用，能增强食欲；芥末呛鼻的主要成分是异硫氰酸盐，这种成分不仅可以预防蛀牙，对预防癌症、防止血管凝块、治疗气喘等也有一定效果；芥末油有美容养颜的功效，是很好的按摩油。

●降压食谱

芥末鸡条

配方 白卤熟子母鸡肉 500 克，芥末 25 克，香油 15 毫升，蒜、姜各 10 克，醋 10 毫升，盐、味精各少许。

制法 ①鸡去净骨，切条；芥末用开水调湿，加温约 15 分钟，加入上述调料和姜末、蒜泥，搅匀成汁。②食用时将调好的汁倒入鸡条内，拌匀装盘即成。

功效 软化血管，降低血液黏稠度。有效防治高血压等心血管疾病。

芥末扇贝

配方 扇贝（鲜）200克，芥末100克，酱油8毫升，醋15毫升，香油10毫升，白糖8克，盐、姜、葱、味精各5克，大葱10克。

制法 ①扇贝洗净片成片；葱切段，姜切片；锅内水烧开，放姜片、葱段煮出香味，捞出姜葱。

②将扇贝片放入烫熟，捞出，加少许香油拌匀；芥末加温水、醋、酱油、白糖拌匀，加盖焖30分钟；扇贝片放碗内，倒入调好的芥末汁，再加酱油、味精、香油，拌匀上碟即成。

功效 滋阴润燥，通便利水。适用于高脂血症、高血压患者。

食用建议

醋

肝硬化患者和骨头受伤的人，最好不要食用醋。

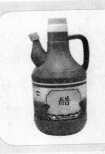

● 降压**功效**

醋中的醋酸可抑制胆固醇的合成，扩张血管并维持血管弹性，促进胆固醇的排泄；醋还有利尿功效，促进钠的排出，也能起到降低血压的作用。醋可帮助恢复皮肤的正常酸度值，从而消除诸多皮肤问题，如干燥、瘙痒、脱皮和痤疮等；醋中的挥发性物质及氨基酸等有助于激发食欲、增强消化吸收功能。正在服用某些药物，如抗生素、碱性药、磺胺类药、解表发汗类中药的人不宜食用醋。胃溃疡及胃酸过多者不宜食用醋，会导致胃病加重。

● 降压食谱

糖醋茄条

配方 嫩茄子 250 克，香菜末、葱花、姜末、酱油、白糖、醋、盐、味精、水淀粉、植物油各适量。

制法 ①茄子去蒂，洗净，切成长 4 厘米、宽 1 厘米的条。②炒锅置火上，倒入植物油，待油温烧至七成热，炒香葱花和姜末，放入茄条翻炒均匀，加酱油、白糖、醋和适量清水烧至茄条熟透，用盐和味精调味，水淀粉勾芡，撒上香菜末即可。

功效 润燥，祛火，利便，降压，降脂。

醋熘绿豆芽

配方 绿豆芽 200 克，花椒、白糖、味精、葱丝、水淀粉、色拉油各适量，盐 2 克，醋 20 毫升。

制法 ①将绿豆芽洗净，用沸水快速焯一下，在凉水中浸泡后捞起，沥干。②锅内倒入少许底油，将花椒在油锅内炸焦，去掉花椒，放葱炝锅，然后放入绿豆芽，加盐、糖、醋、味精翻炒几下，用湿淀粉勾芡即可。

功效 本菜具有减肥、降脂、降压的功效。

食用建议

香油

香油不宜一次食用过多，否则不仅不利于消化吸收还容易诱发胰腺炎及胆囊炎。

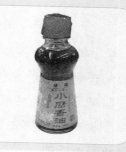

● 降压功效

香油含有非常丰富的亚油酸、棕榈酸等不饱和脂肪酸，可以促进胆固醇的代谢，并有助于消除动脉血管壁上的沉积物，起到调节血压的作用。香油含大量的油脂，有很好的润肠通便作用，对便秘有一定的预防作用；香油中的卵磷脂不仅滋润皮肤，而且可以祛斑，尤其对祛除老年斑有一定帮助。

● 降压食谱

麻酱粉皮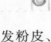

配方 芝麻酱 25 克，水发粉皮、黄瓜各 200 克，盐、鸡精、香油各适量。

制法 ①芝麻酱用凉开水调稀；粉皮洗净，切条，放入沸水中焯熟，捞出，沥干水分，晾凉；黄瓜洗净，去蒂，切丝。②取盘，放入粉皮和黄瓜丝，加盐、鸡精、调稀的麻酱和香油调味即可。

功效 本品含有丰富的纤维质，能有效促进胃肠蠕动，软化血管，预防心血管疾病。

银丝卷

配方 面粉 500 克，酵母、香油适量。

制法 ①将适量酵母用 35℃的温水溶化并调匀；面粉放入容器中，慢慢地加酵母水和适量清水搅拌均匀，揉成面团，饧发 40 分钟。②取下 1/3 的面团擀成长方形面皮；剩下的面团擀成薄面皮，刷上一层香油，切细丝。③用擀好的长方形面皮卷入切好的面丝，切段，饧发 30 分钟，送入蒸锅蒸熟即可。

功效 降糖，降压，润肠，通便。

花生油

食用建议

不宜过量食用，否则对心脑血管有一定影响，而且容易使人发胖。

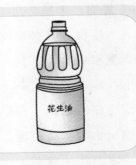

● 降压 功效

营养专家在花生油中发现了 3 种有益于心脑血管的保健成分：白藜芦醇、单不饱和脂肪酸和 β－谷固醇。实验证明，这几种物质是肿瘤类疾病的化学预防剂，也是降低血小板聚集、防治动脉硬化及心脑血管疾病的化学预防剂；经常食用花生油，可以防止皮肤皲裂老化，保护血管壁，防止血栓形成，有助于预防动脉硬化和冠心病。食用花生油特别适宜于大众补锌；花生油中的胆碱，还可改善人脑的记忆力，延缓脑功能衰退；花生油中还含有多种抗衰老成分，有延缓脑功能衰老的作用。花生油还具有健脾润肺、解积食、驱脏虫的功效。

● 降压 食谱

● 烧茄子

配方 茄子 500 克，花生油 500 毫升（实耗 40 毫升），酱油 25 毫升，味精 2 克，盐 3 克，淀粉 10 克，清水 100 毫升，葱、姜、蒜各少许。

制法 ①将茄子去皮、洗净、切成条，放在室外晾晒 1 小时待用。②将酱油、味精、盐、葱、姜、蒜末、水淀粉、清水兑成芡汁。③将炒锅置于旺火上，放入花生油，烧至七八成热时放入茄子片干炸，炸至面皮焦时捞出、控净油。④锅内油倒出，留少许底油，再回火上烧热，放入蒜片煎黄，待出香味，倒入芡汁和茄片同烧，搅拌均匀，汁芡一稠即成。

功效 含丰富矿物质，能有效保护血管壁，扩张血管，降低血液黏稠度，预防心脑血管疾病。

● 兰花油菜炒豆腐

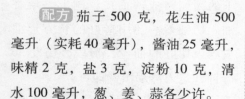

配方 小油菜心 22 棵，黄豆芽汤 100 克，豆腐 250 克，冬菇、冬笋各 25 克，小葱 5 棵，花生油 40 毫升，淀粉 15 克，盐、味精、料酒、葱，姜各适量。

制法 ①将小葱择洗干净，取葱心切成兰花形；冬菇洗净；冬笋和余下的葱、姜均切成末。②小油菜心洗净去叶，去掉中间嫩心备用。③将豆腐用刀面压成泥，放入冬笋、冬菇末，加入调料调拌均匀，装入小油菜心中，上笼蒸 10 分钟取出，盘中心放做好的兰花形葱心，周围摆上蒸好的小油菜心。④炒锅置火上，放油少许烧热，放入葱末、姜末炸一下，倒入黄豆芽汤，用淀粉勾芡，淋入花生油，浇在菜心上即成。

功效 通肠润燥，降压解脂，益气补胃。

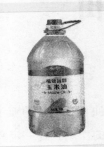

食用建议

玉米油

玉米油不宜放置于阳光直射或炉边过热处，否则容易变质，应置于阴凉处，并避免水分渗透，致使劣化。

● 降压**功效**

玉米油中亚油酸的含量很高，与血液中胆固醇结合，生成低熔点酯，不易在血管壁上沉积，从而减轻血流阻力，降低血压。玉米油中含有丰富的维生素E，具有抗氧化作用，从而保护了皮脂及皮肤中的水分。它还能推迟细胞的老化过程。此外，还能促进人体对维生素A的利用。

● 降压**食谱**

油炸土豆红薯丝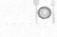

配方 土豆、红薯各1个，玉米油、番茄酱各适量。

制法 ①土豆、红薯洗净分别用刨丝器刨成丝，不要太细。②锅内入适量玉米油，七成热时放入双丝，建议不要一次放太多；待双薯丝颜色稍稍变黄时，立即关火盛盘，最后淋上适量的番茄酱即可。

功效 本品含有丰富维生素和纤维质，能有效促进胃肠蠕动，软化血管，保护血管壁。

大豆油

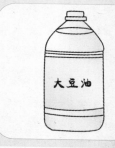

● 降压功效

豆油含有丰富的亚油酸等不饱和脂肪酸，具有降低血脂和血胆固醇、调节血压的作用，在一定程度上可以预防心血管疾病。大豆油的脂肪酸构成较好，它含有丰富的亚油酸，有显著的降低血清胆固醇含量、预防心血管疾病的功效。大豆中还含有多量的维生素 E、维生素 D 以及丰富的卵磷脂，对人体健康均非常有益。

● 降压食谱

◦ 松子仁烧香菇

配方 香菇（鲜）400 克，松子仁 100 克，料酒 10 毫升，盐 3 克，酱油 15 克，大豆油 30 毫升，香油 5 毫升，玉米淀粉 5 克，味精 1 克。

制法 ①将香菇去杂，洗净切片；香菇在开水锅中焯透，捞出备用；将松子仁用温水泡一下，去皮，用力滑拍一下，使其松而不碎。②在炒锅中加入大豆油，烧热，把松子仁在油锅中炸一下（不可炸焦）；再放入香菇、料酒、酱油、盐，加清水煮，烧透入味后用水淀粉勾芡，淋上香油即可。

功效 能为人体提供丰富的矿物质，提高机体的免疫能力。

大葱炒木耳

配方 木耳（水发）30 克，大葱 100 克，盐 5 克，酱油 15 毫升，玉米淀粉 10 克，大豆油 25 毫升。

制法 ①先将木耳泡发后放入开

水中烫熟；大葱择洗干净，切成细丝。②锅中倒入少许大豆油，放入葱丝炒出香味；加入烫好的木耳翻炒几下；再加入酱油和少许盐，出锅前淋入水淀粉勾芡。

功效 强身健体，润燥滑肠，补血养血。

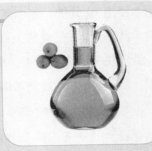

食用建议

保存不宜太多，忌高温和光照。

橄榄油

● 降压 **功效**

橄榄油中的单不饱和脂肪酸可防止因高血压造成的动脉损伤；橄榄油中还含有一种多酚类物质，可降低血液黏稠度，调节血压。橄榄油含有丰富的不饱和脂肪酸及维生素 E，可促进血液循环和肌肤新陈代谢，有助于减肥，减少皱纹，延缓衰老；橄榄油中的多种脂溶性维生素可刺激胆汁分泌，激化胰酶的活力，以减少胆囊炎和胆结石的发生。

● 降压 **食谱**

牛肉烧饼

配方 面粉 200 克，牛肉 50 克，橄榄油 6 毫升，盐适量。

制法 ①牛肉洗净，切末，加盐、橄榄油拌匀入味，待用。②将面粉加适量清水搅拌均匀并揉成面团，再揪成面剂，用擀面杖擀成面饼，铺上牛肉末，对折包起来，备用。在面饼表面再刷一层橄榄油，下入煎锅中，煎至两面金黄色即可。

功效 本品有降血脂、润肠通便、补中益气的功效，适用于动脉硬化、高血压、冠心病、脑出血等患者。

橄榄油土豆沙拉

配方 土豆150克，小萝卜、黄瓜各100克，橄榄油5毫升，白醋10毫升，盐2克，胡椒粉少许。

制法 ①土豆去皮洗净，切小块，用清水浸泡10分钟，沸水煮熟；萝卜和黄瓜洗净，切块。②将土豆块、萝卜块、黄瓜块一起放入碗中，加橄榄油、白醋、盐、胡椒粉搅拌均匀即可。

功效 含有丰富的营养，能提高机体免疫力，并具有降压解脂瘦身的功效。

橄榄油炒甜脆豆

配方 甜脆豆180克，葱白、橄榄油、核桃油、竹盐各适量。

制法 在锅中放清水，烧沸后滴入几滴橄榄油，然后放入甜脆豆焯一下；在锅中放入少许橄榄油，炒甜脆豆；加入葱白适量竹盐翻炒，待炒熟后滴入几滴核桃油，起锅摆盘即可。

功效 降压降脂、预防心血管疾病。

第十一章
高血压病患者适宜的中药食疗

莲子心

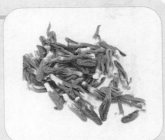

●降压**功效**

　　研究表明，莲子心含有丰富的钙、磷、钾，这些物质都有助于降低人体内的钠含量，使高血压患者的血压下降。此外，莲子心还能扩张外周血管，降低外周阻力，对血压的降低很有好处。莲子心可以益肾止泻、清热去火、养血安神，适用于心悸失眠、头痛眩晕、夜寐多梦、腰腿酸软等症。现代研究发现，莲子心含有莲心碱、异莲心碱、荷叶碱等，还有黄酮类物质，强心作用较强，能安神助眠，还可以提高人体的记忆力，预防老年痴呆的发生。

● 降压食谱

莲子心茶

配方 莲子心。

制法 ①用小刀或剪刀在莲子中间横划一圈；使莲子壳上出现刀迹，掰开壳，露出莲子。②用一根牙签从莲子中间穿过，带出莲子心，用凉开水清洗莲子心上的黏液，阴干，一次取 2 克鲜莲子心泡茶。

功效 扩张外周血管，强心降压。

食用建议

葛根

葛根性凉，孕妇与脾胃虚寒者不宜服用，女性经期也应禁用。

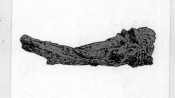

● 降压功效

葛根能直接扩张血管，使外周阻力下降，而有明显降压作用，能较好缓解高血压患者的"项紧"症状，故临床常用治高血压颈项强痛。葛根性凉，味甘、辛，归脾、胃经。有解肌退热，透疹，生津止渴，升阳止泻的功效。可用治热病口渴，消渴证，热泄热痢，脾虚泄泻等。

● 降压食谱

葛根鲫鱼汤

配方 鲫鱼 200 克，葛根 50 克，姜片 10 克，料酒 10 毫升，盐 5 克。

制法 ①鲫鱼去鳞、鳃和内脏，洗净，用料酒、姜片和盐腌渍 30 分钟；葛根去皮，切成厚块。②锅置火上，倒入植物油烧热，放入鲫鱼煎至两面色黄，加适量清水，大火煮沸后放入葛根块，用中火熬煮 45 分钟，加盐调味即可。

功效 有效扩张血管，软化血管，保护血管壁，预防心脑血管疾病。

○ 葛根粥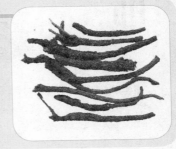

配方 葛根 30 克，粳米 50 克。

制法 粳米洗净浸泡一宿，与葛根同入砂锅内，加水 1000 毫升，用文火煮至米开粥稠即可。可当饮料，不限时间稍温食用。

功效 葛根味甘、性凉，有清热除燥、生津止渴、降压降糖之功效；粳米有养胃生津之效。

黄芩

食用建议

脾胃虚寒者、孕妇忌服。

● 降压 **功效**

黄芩中含有大量黄酮类成分和黄芩苷，可有效地降低血清总胆固醇及甘油三酯含量，同时升高高密度脂蛋白的含量，除此之外，黄芩还能清除氧自由基，直接抑制血管运动中枢，扩张外周血管。因而，黄芩能很好地降低人体血管外周阻力，达到很好的降压效果。

黄芩可以清热解毒、除火燥湿，对湿热引起的各种病症均有很好疗效，如发热、腹痛、咳嗽、黄疸等。黄芩主要含黄芩苷、黄芩素、汉黄芩素、β－谷甾醇等成分，具有很强的抗菌消炎作用，对细菌、真菌及钩端螺旋体都有抑制作用。

177

● 降压食谱

黄芩白芷茶

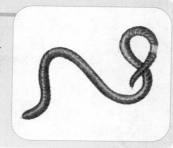

配方 黄芩、白芷各适量。

制法 ①取黄芩（酒浸炒）、白芷各 30 克，共研细末，混匀。②每服取茶叶 6 克，置保温瓶中，冲入沸水泡闷 10 分钟，取清液趁热兑入药末 6~12 克，摇匀，分次代茶饮用。一日内饮完。

功效 用于辨证属湿热致痰的高血压所致头痛、头晕。

食用建议

阳气虚损、脾胃虚弱、肾虚喘促、血虚不能濡养筋脉者不宜食用。

地龙

● 降压功效

地龙含有多种氨基酸，能够有效促进人体新陈代谢，增强免疫力。地龙具有良好的降压作用，地龙与天麻配伍，对肝阳上亢型高血压疗效较好；地龙配川芎可舒张血管，畅通脑络，通达气血，对由高血压引起的早期脑梗死、多发性脑梗死，以及脑梗死后遗症等有较好疗效。地龙具有清热、镇痉、利尿、解毒的功效。主治热病惊狂、小儿惊风、咳喘、头痛目赤、咽喉肿痛、小便不通、风湿关节疼痛、半身不遂等症。此外，地龙还有平喘、抗炎、抗过敏、抗惊厥之作用，对支气管有扩张作用，还具有杀精子及阴道毛滴虫的功效，能促进伤口愈合。

● 降压 食谱

泽泻地龙红花粥

配方 泽泻、益母草各30克，丹参、赤芍、地龙、丹皮各20克，桑寄生15克，红花、车前子、夏枯草、草决明、钩藤、牛膝各10克，大米100克。

制法 前13味水煎取汁，放入大米煮成稀稠粥即成。每天1剂，分2次服食。

功效 活血化瘀，行气通脉。适宜于瘀血型高血压患者食用。

地龙炒鸡蛋

配方 地龙15克，鸡蛋100克，植物油20毫升，盐2克。

制法 先将活地龙剖开，洗净切碎；鸡蛋打散与地龙一起加盐搅匀；在炒锅里加适量植物油，加热到七成；倒入混合液翻炒至熟即可。

功效 降压解脂。适用于高血压患者。

决明子

食用建议

气虚便溏者不宜用。孕妇忌用。

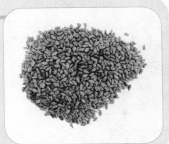

● 降压 功效

决明子的乙醇提取物可使自发遗传性高血压患者收缩压、舒张压均明显降低，尤其对于伴有烦躁、爱发火、头痛眩晕等情况的肝阳上亢型高血压患者，有明显的降压作用。决明子能增强眼中乳酸脱氢酶的活性，从而改善视网膜的供血，消除视力疲劳，防治近视眼、老花眼及白内障。

● 降压**食谱**

决明子烧茄子

配方 紫皮长茄子 400 克，决明子 10 克，酱油 10 毫升，盐 3 克。

制法 ①将茄子去蒂洗净，切成丁。②将决明子洗净置于砂锅中，加入适量清水煎煮约 30 分钟后，去药渣留汁液备用。③炒锅置火上，加入植物油烧热，放入茄子丁翻炒 3~5 分钟，放入煎好的决明子药液、酱油炖至茄子熟烂，最后加盐调味即可。

功效 舒缓血管，降低血液黏稠度。

海带决明子降压汤

配方 泡发海带 100 克，决明子 10 克，瘦肉、姜、食盐各适量。

制法 ①将海带、决明子洗净，瘦肉洗净切块。②将瘦肉用开水煮去血水，再捞出洗净。③将海带、决明子、瘦肉、姜一起放入煲内，加入适量清水，大火煲开后改用文火煲 1 小时，调味即可。

功效 此汤能轻身减肥，适用于肥胖伴高血压患者。

淫羊藿

食用建议

阴虚火旺者不宜服。

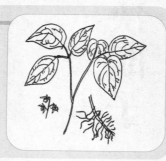

● 降压**功效**

淫羊藿的降压作用主要与交感神经节阻断有关。黄酮类化合物是其主要活性成分，有增加冠脉流量、耐缺氧、保护心肌缺血、降压等作用。补肾阳，强筋骨，祛风湿。用于治疗阳痿遗精、筋骨痿软、风湿痹痛、麻木拘挛等症。

● 降压食谱

● 淫羊藿滑鸡

配方 淫羊藿 12 克，鸡肉 200 克，黑木耳 30 克，姜、盐各 5 克，葱 10 克，酱油 10 毫升，植物油 50 毫升。

制法 ①淫羊藿洗净，放入炖杯内，用水 200 毫升，煎煮 25 分钟，去渣留汁液待用。②鸡肉用沸水焯去血水，沥干水分，切成 4 厘米见方的块。木耳发透，去蒂根，撕成瓣状。

姜切片、葱切段。③把炒锅置武火上，加入植物油，至六成热时，放入鸡肉炒透，捞起沥干油分待用。④炒锅内留植物油 30 毫升烧热，加入黑木耳、鸡肉、淫羊藿汁液、盐、酱油，用文火煲 35 分钟即成。

功效 补虚损，暖肾阳。适用于阴阳两虚型高血压兼腰痛、滑精、阳痿患者。

玉米须

食用建议

玉米须不做药物用时，切勿食入胃内，应将渣滤出，喝汤即可。

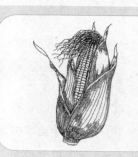

● 降压功效

玉米须有利尿作用，可增加氧化物排出量，可促进机体内钠的排出，减少细胞外液和血容量，有助于控制血压。玉米须具有利尿、清热、解毒、平肝、利胆的功效。可治疗肾炎水肿、黄疸肝炎、胆囊炎、胆结石、吐血衄血、鼻渊、乳痈。此外，玉米须还具有降低血糖的作用，可有效防治糖尿病；玉米须作为止血药兼利尿药常应用于膀胱及尿路结石。

● 降压食谱

玉米须排骨汤

配方 玉米须 50 克，猪排骨 200 克，葱段、姜片各 5 克，盐 3 克。

制法 ①玉米须去杂质，洗净；排骨清洗干净，在水中浸 10 分钟左右，去血水，剁成小块备用。②排骨放入砂锅内，倒入适量清水，放入葱段和姜片，大火烧沸，撇去血沫，放入玉米须，转小火煲 2 小时左右，煲熟后去掉葱段和姜片，加入盐调味即可。

功效 本汤具有降压的功效，非常适用于患高血压的中老年人食用。

玉米须煲鲜蚌

配方 玉米须 60 克，鲜蚌肉、西芹各 100 克，姜片、葱段、盐各 5 克，植物油 10 毫升。

制法 ①玉米须洗净；鲜蚌肉洗净，切薄片；西芹择洗干净，切 5 厘米长的段。②将玉米须、蚌肉放入炖锅内，加水适量，用大火烧沸，放入以上各调料，转小火煮 20 分钟，放入西芹段、蚌肉稍煮，去玉米须，吃肉喝汤。

功效 本汤具有利尿泻热、平肝利胆的功效。

食用建议

菊花

怕冷、手脚发凉、脾胃虚弱等虚寒体质者及容易腹泻者不宜经常饮用。

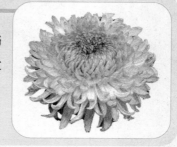

● 降压功效

现代研究证实，菊花中的菊苷能明显地扩张冠状动脉，并能有效地增加血流量，减少血管外周阻力，从而起到降低血压的目的。菊花含有菊苷、腺嘌呤、氨基酸、胆碱、黄酮类、维生素 A、维生素 B_1 等营养物质，能清热、镇静，还能抑制金黄色葡萄球菌、伤寒杆菌、大肠杆菌、乙型链球菌的活性，具有一定的杀菌作用。

● 降压食谱

菊花雪梨茶

配方 雪梨 1 个，杭白菊 20 朵，枸杞子 10 粒，糖 10 克。

制法 ①雪梨洗净去皮去核，切成小块。②水和菊花放入锅中，大火煮开后关火，盖上锅盖焖 5 分钟。③将煮过的菊花过滤掉，留菊花水。④将菊花水重新倒回锅中，放入雪梨块、干枸杞子、冰糖，大火烧开后转小火煮 30 分钟即可。

功效 此茶具有清肝明目，滋润肺燥的功效，适合秋天经常饮用。

菊花鸡丝

配方 鸡胸肉 200 克，菊花、莴笋、胡萝卜各 50 克，生姜 10 克，调味料适量，生油 20 毫升，香油 2 毫升，胡椒粉 1 克。

制法 ①将鸡胸肉洗净滤水，顺纹切丝，腌制好备用；菊花洗净，莴笋、胡萝卜、生姜切丝。②锅内加水烧开，放入胡萝卜和莴笋稍煮片刻，烧锅下油，下鸡丝滑炒至刚熟，倒出待用。③烧锅下油；下入姜丝爆香，投入胡萝卜、莴笋、鸡丝，攒入绍酒，加入上汤，调味炒匀，用湿生粉勾芡，撒入菊花瓣即成。

功效 滋阴润燥，解毒通便，补肝明目，很适合高血压肝风上亢型患者食用。

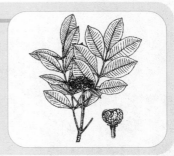

吴茱萸

食用建议

辛热燥烈、易损气动火，故不宜过时久服，阴虚有热者忌用。

● 降压 **功效**

吴茱萸具有助阳散寒，降逆止泻的功效。现代医学认为，吴茱萸富含去氢吴茱萸碱，可以扩张外周血管，降低血压。若用吴茱萸粉加醋调成糊状，敷于涌泉穴治疗轻度和中度高血压，有效率可达 72.3%。散寒止痛，降逆止呕，助阳止泻。用于头痛、疝痛、脚气、痛经、脘腹胀痛、呕吐吞酸、口疮。

● 降压 **食谱**

吴茱萸猪脾馄饨

配方 小麦面粉 500 克，猪脾 300 克，吴茱萸、高良姜、胡椒各 6 克。

制法 ①将胡椒、吴茱萸、高良姜烘干，研为末。②猪脾洗净，切碎，炒熟。③猪脾一半滚药末，另一半作馅包馄饨。

功效 温中散寒。适用于寒疟时发、寒多热少、只寒不热等症。

牡丹皮

食用建议

血虚有寒、孕妇及月经过多者需慎服。

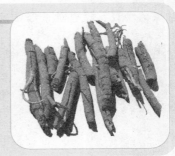

● 降压 **功效**

牡丹皮具有清热凉血，活血化瘀的功效。牡丹皮中含有牡丹酚苷、牡丹酚原苷，降压效果显著，煎液后服用治疗效果更佳。牡丹皮中的有效物质可以扩张冠状动脉血管，有一定的降压作用，但作用出现较慢。一般情况下，高血压患者服用牡丹皮后 3 ~ 5 日，就可有效改善高血压的症状，降低血压值。牡丹皮具有清热凉血、活血消瘀的作用。主治热入血分、惊痫、吐衄、便血、骨蒸劳热、闭经、痈疡、跌打损伤等症。临床主要用于治疗肝郁火旺而致的发热、盗汗或自汗、头痛目涩、颊赤口干、月经不调等病症。

● 降压食谱

十四味药粥

配方 生石决明、桑寄生、夜交藤、益母草各30克，钩藤24克，白薇20克，天麻、川牛膝、炒杜仲、朱茯神、牡丹皮各15克，赤芍12克，炒栀子、炒黄芩各10克，大米100克。

制法 前14味水煎取汁，加入大米煮成稀稠粥即成。每天1剂，分2次服食。

功效 平肝潜阳，降压。

牡丹皮粥

配方 牡丹皮10克，粳米50克，冰糖适量。

制法 先煮牡丹皮取汁，去渣，再放入粳米煮粥，待粥熟时加入冰糖，再煮一二沸即可。每日早、晚服食。

功效 本品有清热凉血，活血散瘀，降压之功效。

夏枯草

食用建议

夏枯草属于寒凉之物，脾胃虚弱的人或患风湿的人喝了会出现不良反应，容易造成腹泻甚至加重病情，因此要避免服用。

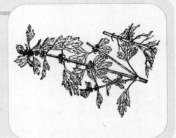

● 降压功效

夏枯草含有三萜皂苷、咖啡酸、生物碱和水溶性盐类等分。夏枯草具有清泄肝火的作用，它的茎叶、花穗及全草均有降压作用。医学界近年来将它用于治疗高血压，降压作用得到了肯定，对证属肝火亢盛型、阴虚阳亢型、肝肾阴虚型者效果较好。夏枯草能抗炎、抗病原微生物、抗肿瘤、抗心肌梗死、降血糖，对甲状腺功能亢进症、卵巢囊肿以及目赤肿痛等多种疾病也都有治疗作用。

● 降压 食谱

◦ 夏枯草炒肉丝

配方 夏枯草 30 克，猪肉 150 克，料酒 10 毫升，盐 3 克，葱花、姜末各 5 克，酱油 5 毫升。

制法 ①将夏枯草去杂洗净，入沸水锅焯一下，捞出洗净，挤干水分待用；猪肉洗净切丝。②锅置火上，倒入植物油烧热，入肉丝煸炒，加入酱油、葱花、姜末煸炒，加入料酒、盐和少量水，炒至肉熟，投入夏枯草炒入味即可。

功效 清肝泻火，滋阴利水。

◦ 夏枯草瘦肉汤

配方 猪肉（瘦）120 克，夏枯草 30 克，盐 2 克，姜 3 克，味精 1 克。

制法 ①将夏枯草洗净，猪瘦肉洗净，切块。②将夏枯草、猪瘦肉、姜片一起放入锅内，加适量清水，用大火煮沸后，再用小火煮 1 小时，然后加盐、味精调味，搅拌均匀即可。

功效 此汤具有清泻肝火的功效，对肝火上炎所致的目赤、头痛、头晕有一定疗效。

杜仲

食用建议

杜仲具有滋补肾阳的功效，因此证见咽干口燥、心烦易怒的阴虚火旺者应禁止服用。

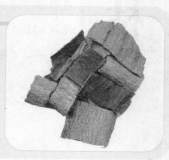

● 降压**功效**

杜仲具有补益肝肾、强壮筋骨、利尿、抗炎的功效。杜仲中含有仲胶、杜仲苷等成分，可以扩张血管、降低血压，减少胆固醇的吸收。以炒杜仲的煎剂最好。肝肾不足者，可与补骨脂、胡桃仁等配伍。因冲任不固所致的胎动不安者，可用煮枣肉为丸服，或配伍续断、桑寄生、熟地黄等，以增强补肾固胎作用。中老年人肾气不足，腰膝疼痛，腿脚软弱无力，小便余沥者宜食杜仲。小儿麻痹后遗症，小儿行走过迟，下肢无力者宜食杜仲。

● 降压**食谱**

杜仲核桃猪腰汤

配方 猪腰 1 对，杜仲、核桃仁各 30 克，香油 5 克，盐 3 克，胡椒粉少许。

制法 ①猪腰洗净，从中间剖开，去掉脂膜，切成片。②将猪腰片和杜仲、核桃仁一起放入砂锅中，加入适量水，大火烧沸，转小火炖煮至熟，用胡椒粉、盐、香油调味即可。

功效 补肝益肾，滋阴强腰。提高机体免疫力，有效预防人体早衰、腰膝酸软、阳痿、早泄等症。

杜仲叶茶

配方 杜仲叶、绿茶各适量。

制法 采新鲜嫩杜仲叶，洗净，先用沸水冲烫 1 ~ 2 分钟，再捞出晾干，备用。每次取杜仲叶 5 克，捣成碎末后与等量绿茶一同放入杯中，加沸水冲泡，盖闷 15 分钟后即成。不拘时频频饮用，每日 1 ~ 2 剂。

功效 补肝肾，降血压。用于高血压或并发心脏疾病者，可常服。

杜仲羊骨粥

配方 粳米 100 克，羊骨 150 克，杜仲 10 克，陈皮 6 克，草果 4 克，姜 30 克，盐 2 克。

制法 ①将羊骨洗净并锤破，粳米淘洗干净，杜仲研成粉。②将羊骨、杜仲粉、姜、盐、草果及陈皮一同放入锅内，加入适量清水。用大火煮沸后，转用小火煮至汤浓，捞出食材，留汤汁并撇去浮油。③另起锅将淘洗

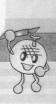

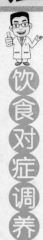
干净的粳米、羊骨汤一同用大火煮沸后，再用小火煮至米烂成粥即成。

功效 强筋壮骨，补养身体。对于身体虚损的患者有很好的补益作用。

枸杞子

食用建议

脾虚便溏者不宜食用。

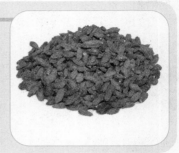

● 降压功效

枸杞子有降低血压、降低胆固醇和防止动脉硬化形成的作用，并能保护肝脏，改善肝功能，适合肝阳上亢、肝肾阴虚、阴虚阳亢的高血压及心脑血管疾病的患者食用。枸杞子具有滋肾、润肺、补肝、明目的功效，可用来治疗肝肾阴亏、腰膝酸软、头晕目眩、目昏多泪、虚劳咳嗽、消渴（糖尿病）、遗精等症。枸杞子还能提高人体的免疫力，延缓人体衰老，多用于老年性疾病和虚损性疾病。

● 降压食谱

荠菜马兰杞子茶

配方 枸杞子50克，马兰头、荠菜各100克。

制法 各味洗净后拣去杂质，放入砂锅，加水750毫升，煎取浓汁250毫升即可。

功效 清肝明目，平肝降压。适用于肝火上炎、肝阳上亢型高血压患者等。

钩藤

食用建议

脾胃虚寒及无阳热实者慎服。

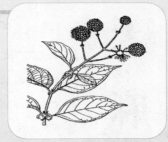

降压功效

钩藤总碱及钩藤碱，对正常血压和高血压都具有降压作用。钩藤还有抑制血小板聚集及抗血栓、降血脂等作用。钩藤既能清肝热，又能平肝阳，故可用治肝火上攻或肝阳上亢之头胀头痛、眩晕等症以及肝风内动，惊痫抽搐，有和缓的熄风止痉作用，又能清泄肝热，故用于热极生风、四肢抽搐及小儿高热惊风症，尤为相宜。此外，本品具有轻清疏泄之性，能清热透邪，故又可用治风热外感，头痛，目赤及斑疹透发不畅之证。与蝉蜕、薄荷同用，可治小儿惊啼、夜啼，有凉肝止惊之效。

降压食谱

钩藤汤

配方 钩藤 10 克。

制法 加水煮沸 10 ~ 20 分钟，每次 20 ~ 30 毫升。每日服 3 次。

功效 清肝热，平肝阴。适用于肝阳上亢型高血压。

钩藤茶

配方 钩藤 500 克。

制法 将钩藤洗净，晒干，备用。沸水冲泡，每日 2 次，每次 30 克。

功效 熄风定惊，清热平肝。用于治疗早期高血压。

天麻

津液衰少、血虚、阴虚患者应慎用天麻。使用单味天麻或天麻制剂时，如果出现头晕、胸闷气促、恶心呕吐、心跳及呼吸加快、皮肤瘙痒等症状，应立即停药。

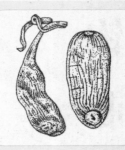

● 降压功效

天麻具有轻度降血压作用，对血管平滑肌有解痉作用，可以使躯体血管、脑血管和冠状动脉血管的阻力降低和血流量增加，可显著改善血管顺应性下降所致的老年性高血压症状。天麻具有明目和显著增强记忆力的作用。此外，天麻对人的大脑神经系统具有明显的保护和调节作用，能增强视神经的分辨能力。

● 降压食谱

天麻炖鱼头

配方 鱼头250克，天麻、葱各10克，生姜20克，精盐4克，黄酒10毫升，花生油15毫升。

制法 ①先将鱼头洗干净，天麻洗净，生姜切片，葱切花。②烧锅下油，放入姜片，将鱼头煎至金黄色，盛出待用。③将煎好的鱼头、天麻放入炖盅内，加入清水、黄酒炖2小时，调入精盐，撒入葱花即成。

功效 天麻性微温、味甘，能平肝熄风、祛风除湿，降低冠状动脉及外周血管阻力，增加血流量，并有显著的镇静和抗惊厥作用，临床用于治疗原发性高血压或肾性高血压效果明显。此菜每天吃1次，5天为1个疗程。

天麻鱼片

配方 青鱼300克，水发黑木耳100克，天麻15克，鸡蛋清1个，料酒15毫升，盐3克，葱花、姜末、淀粉各5克，香油少许，水淀粉适量。

制法 ①将天麻洗净，放入锅中，

加少许清水，隔水蒸半小时，取出后切成薄片，备用；把洗净的鱼切掉头尾，去掉骨头和上皮，用斜刀切成薄片，加料酒、盐、鸡蛋清、淀粉拌匀。②炒锅置火上，倒入植物油，烧至三成热，放入鱼片滑炒，稍一变色即出锅备用。③炒锅里放少许油，投入葱花、姜末煸香，再放入黑木耳煸炒一下，加适量清水、料酒、盐，炒匀烧沸，放鱼片和天麻略煮，再加水淀粉勾芡，淋香油即可。

功效 补肝明目，滋阴润燥，软化血管，降低血液黏稠度，还能有效提高机体免疫力，提神醒脑。

丹参

食用建议

丹参忌与醋等酸性食物同食；丹参忌与羊肝同食；丹参忌与葱、藜芦、牛奶同食。

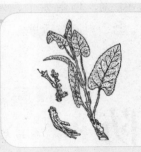

● 降压 功效

丹参含有的丹参酮、丹参素能扩张外周血管，改善微循环，降低血压。丹参作为活血养血的良药，较适合阴阳两虚型、瘀血阻脉型的高血压患者。具有祛瘀活血、凉血清心、养血安神的功效。可用于心悸怔忡、失眠、胸胁疼痛、风湿痹痛、冠心病、心肌梗死、月经不调、经闭痛经、肝脾肿大等病症的辅助调养。服用抗凝结药物的心脏病患者，如同时服丹参，可能会引起严重出血。

● 降压 食谱

丹参红花粥

配方 粳米 150 克，丹参 10 克，红花 6 克，白砂糖 5 克。

制法 ①将丹参润透，切成薄片；红花洗净，去杂质；粳米淘洗干净。

②将粳米与丹参、红花一同置于锅内，加入800毫升清水；先用大火煮沸，再改用小火慢煮35分钟，最后加入白砂糖即可。

功效 散寒祛瘀，补血养血，宁心安神。

● 丹参红花鸡肉汤

配方 鸡肉250克，红花5克，丹参10克，鸡蛋2个，火腿少许，姜片、盐、料酒各适量。

制法 ①将鸡肉洗净切片，火腿切片，鸡蛋取蛋清，丹参、红花洗净后放入纱布袋内，扎紧袋口。②将纱布袋放入锅内，加水煎取药汁约30毫升。把汁滗入锅内，再倒入清汤适量，用蛋清调匀鸡肉片，倒入锅中烧开。③待蛋清煮成蛋花时加入火腿片，再用文火煮开，熟后调味即可。

功效 强身健体，补气益气。适用于高血压患者。

食用建议

防己

本品大苦大寒易伤胃气，胃纳不佳及阴虚体弱者慎服。

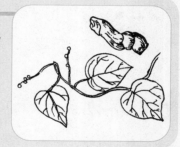

● 降压**功效**

防己对心肌有保护作用，能扩张冠状血管，增加冠脉流量，有显著降压作用，还能对抗心律失常；防己所含木兰花碱能显著降低血压，舒张压下降尤为明显。防己具有利水消肿、祛风止痛的作用。常用于水肿脚气、小便不利、湿疹疮毒、风湿痹痛等病症。此外，防己还有抗菌、抗阿米巴原虫、抗肿瘤、抗炎、抗过敏的作用。

● 降压食谱

防己生姜汤

配方 防己、生姜各 5 克，黄芪 12 克，白术、炙甘草各 8 克，大枣 4 枚。

制法 以上材料准备好待用，用水煎后即可服用。

功效 主治高脂血症、高血压型肥胖症。

黄连

食用建议

低血钾患者禁服；脾胃虚寒者忌用；苦燥伤津，阴虚津伤者慎用。

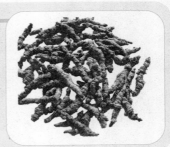

● 降压功效

黄连中所含的小檗碱通过抗胆碱酶、使乙酰胆碱作用增强的方式，扩张周围血管，降低血管阻力，具有降低收缩压和舒张压的良好效应。黄连善祛脾胃大肠湿热，为治泻痢要药，单用有效；既能清热燥湿，又能泻火解毒，尤善疗疔毒。可用治痈肿疔疮，目赤牙痛；善清胃火而可用治胃火炽盛，消谷善饥之消渴证。有清热燥湿、泻火解毒之功，取之制为软膏外敷，可治皮肤湿疹、湿疮，耳道流脓。

● 降压食谱

黄连馄饨

配方 小麦面粉 250 克，半夏 15 克，黄连、甘草、盐各 5 克，党参 20 克，猪瘦肉 120 克，红枣、姜末、淀粉各 10 克。

制法 ①将党参、半夏、黄连、

甘草、红枣一同置于锅内，加入适量清水用大火烧沸，再改用小火煎煮15分钟后滤去药渣，留汁待用；将猪肉洗净并剁成肉蓉。②将猪肉蓉、淀粉、姜末拌成馅待用。③将面粉置于面板上，用煎煮好的药液将面粉和成面团，用面杖擀成薄片，切成馄饨皮大小，包入肉馅，制成馄饨煮熟即可。

功效 补气益血，清热祛火。

白薇参黄粥

配方 白薇24克，丹参、紫草各20克，龟板18克，白僵蚕、地龙各12克，赤芍、牡丹皮各10克，黄连、黄柏、黄芩各9克，粳米100克。

制法 前11味水煎取汁，放入粳米煮成粥即可。每天1剂，分2~3次服食。

功效 清心泻火，镇静安神。适用于面部肌肉抽搐、舌体颤动、舌质深红、脉浮大弦数有力的心肝受扰型高血压患者。

黄芪

食用建议

低血钾患者禁服；有感冒发烧、胸腹满闷者不宜服用。

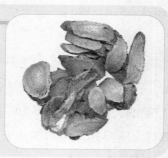

● 降压**功效**

黄芪含有的苷类、多糖、氨基酸、维生素P具有利尿、降压的作用。黄芪适用于气血不足型、阴阳两虚型高血压，能缓解头晕目眩、心悸、乏力等症状。黄芪的主要药用成分是生物碱、叶酸、胆碱、氨基酸等，能治疗肾炎、防治心脑血管疾病，对高血压、高血糖有一定的改善作用、对心血管和胃肠功能具有一定的调节作用。

● 降压食谱

黄芪蒸乳鸽

配方 乳鸽2只，黄芪10克，枸杞子5克，口蘑30克，鸡蛋清1个，盐3克，葱末、姜末各5克，料酒、水淀粉各10克，香油少许。

制法 ①将黄芪切成薄斜长片；枸杞子洗净；口蘑用清水洗净，切块；将乳鸽宰杀放血，用热水烫一下，去五脏，剁去头，切成块，在温水中泡去血沫，捞出控干水分。②把鸽子肉块和口蘑用鸡蛋清、水淀粉、盐、香油、葱末、姜末和料酒拌匀，盛入碗内，枸杞子码放在碗底及碗的四周，黄芪片放在鸽子肉上，上笼蒸熟即可。

功效 补气益血，滋肾利水。对于气血不足型、阴阳两虚型高血压有良效。

黄芪红枣茶

配方 黄芪 10 ~ 15 克，红枣 6枚，清水 2 ~ 3 碗。

制法 ①红枣用温水泡发洗净，去核。②黄芪和红枣用清水浸泡20 ~ 30分钟。③锅内加入清水，放入红枣、黄芪，煮沸后转小火煮20分钟即可饮用。

功效 此茶具有补气血、改善手足冰冷的功效，适宜冬季长期饮用。

鹿茸

食用建议

阴虚阳亢、血分有热、胃火炽盛、肺有痰热及外感热病者均应忌服鹿茸。

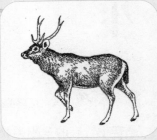

● 降压功效

鹿茸中含有的溶血磷脂酰胆碱具有降压作用。鹿茸可刺激细胞核的 RNA 聚合酶的活性,这种机制可使血压降低。鹿茸可使心脏收缩振幅减小,心律减慢,外周血管扩张,可防治因高血压引起的冠心病、动脉粥样硬化、脑卒中等病症。鹿茸具有补肾壮阳、益精生血、强筋壮骨的功效,主治肾阳不足、精血亏虚所致的畏寒肢冷、阳痿早泄、宫冷不孕、尿频遗尿、腰膝酸软、筋骨无力。

● 降压食谱

五彩鹿茸汤

配方 鲜鹿筋300克,鲜鹿茸、松茸、野生黑木耳、万年青各100克,芋头、心里美萝卜、黄瓜、高汤各适量。

制法 ①将鹿筋用高汤煲制入味,鹿茸用高汤煲制后切成丝。②野生黑木耳、万年青用水泡发,与松茸同切成丝,用煲制鹿筋、鹿茸的高汤煲制,点缀用芋头、黄瓜、心里美萝卜做成的盘饰即成。

功效 降血压、防治因高血压引起的冠心病等。

桑寄生

食用建议

孕妇小儿及体虚者禁服。忌与豆类同服。

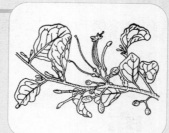

● 降压功效

桑寄生含有的黄酮类物质可以增加冠脉流量,而桑寄生总苷能防止血小板聚集,有效地预防及减少动脉粥样硬化及血栓的形成,有辅助降压的功效。桑寄生可以助筋骨、益血脉、清热祛痰、止血顺气,适用于治疗肾虚、腰酸背痛、痢疾、出血等。

● 降压食谱

桑寄生茶

配方 桑寄生（干品）15 克。

制法 取煎煮 15 分钟后饮用，每天早、晚各 1 次。

功效 桑寄生为补肾补血要剂。用桑寄生煎汤代茶，对治疗高血压具有明显的辅助疗效。

桑寄生玉竹母鸡汤

配方 母鸡 500 克，桑寄生、玉竹各 30 克，大枣（干）20 克，姜 5、盐各 5 克。

制法 ①将老母鸡活宰，去毛、肠脏、肥油，取半只斩块，并起油锅，用姜爆香备用。②桑寄生除去杂质，洗净；玉竹、大枣洗净。③把全部用料一齐放入锅内，加清水适量，武火煮沸后，文火煮 3 个小时，调味即可。

功效 清热利水，滋阴滋燥，补气养血。适用于高血压患者。

槐花

食用建议

糖尿病、胃肠疾病患者及中老年人不宜过量食用。

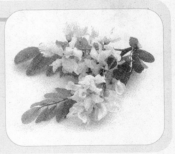

● 降压功效

槐花中含有的芦丁，能改善毛细血管的功能，保持毛细血管正常的抵抗力，防止因毛细血管脆性过大，渗透性过高引起的出血、高血压、糖尿病，经常食用还可预防出血。槐花是药食同源的食品，其性味苦，微寒，无毒，具有清热泻火、凉血止血等作用。

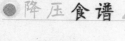 降压**食谱**

槐花茯苓粥

配方 粳米60克，槐花、土茯苓各30克，红砂糖适量。

制法 将生槐花、土茯苓各30克放入锅内，加入适量的水烧开半小时，去渣取出汁液，再加入粳米煮成粥，放入适量红砂糖调匀便可食用。

功效 具有清热凉血、祛风止痒、降压的作用。

菊槐花绿茶

配方 菊花、槐花、绿茶各3克。

制法 先把菊花、槐花、绿茶用清水洗净，沥干水。将菊花、槐花、绿茶一同放入茶壶内，取刚刚煮沸的开水沏泡10～15分钟即可饮用。

功效 清肝疏风降火。

莱菔子

食用建议

气虚及无食积、无痰滞者慎用。不宜与人参同用。

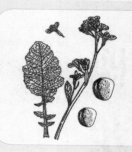

● 降压 **功效**

莱菔子含有的莱菔素芥子碱等成分，具有显著的降压作用，其提取物采用持续微量静脉注射能抑制急性缺氧导致的肺动脉高压，减少降低体动脉压的副作用，降压效果显著。莱菔子具有消食除胀、降气化痰的功效，可用于饮食停滞、脘腹胀痛、大便秘结、积滞泻痢、痰壅喘咳等症状。此外，莱菔子还有抗菌、镇咳、平喘、改善排尿功能及降低胆固醇，防止动脉硬化等作用，用于体外能中和破伤风毒素与白喉毒素。

● 降压食谱

莱菔子胡萝卜汁

配方 莱菔子20克，胡萝卜1根。

制法 ①将莱菔子装入纱布袋中， 与切成碎末的胡萝卜同煮。②取出莱菔子，连汤食用。

功效 降低眼压，健胃消食。

三七

食用建议

气血亏虚所致的痛经，月经失调者不宜食用三七。

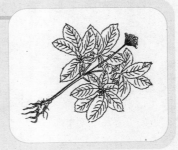

● 降压功效

三七中含有的三七总皂苷能明显扩张血管，降低冠脉阻力，增加冠脉流量，加强和改善冠脉微循环，增加营养性心肌血流量。同时，还能够降低动脉压，略减心率，使心脏工作量减少，从而明显减少心肌的耗氧量，可用于治疗心肌缺血、心绞痛及休克。三七具有止血、散瘀、消肿、镇痛的功效。主要用于治疗吐血、咯血、衄血、便血、血痢崩漏、产后血晕、恶露不下、跌打瘀血、外伤出血、痈肿疼痛等病症。三七还具有双向平衡调节血糖、降低血脂水平、促进造血、保肝利胆的作用。

● 降压食谱

三七麦冬茶

配方 三七花5克，麦冬10克。

制法 将三七花、麦冬放入杯中，冲入开水浸泡10分钟即可，随意饮服，可冲泡3~5次。

功效 降压解脂，扩张血管。有效预防血压升高。

三七首乌粥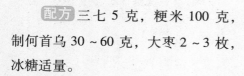

配方 三七5克，粳米100克，制何首乌30～60克，大枣2～3枚，冰糖适量。

制法 先将三七、首乌洗净放入砂锅内煎取浓汁，去渣，取药汁与粳米、大枣、冰糖同煮为粥。供早、晚餐服食。

功效 益肾养肝，补血活血，降血脂，抗衰老。适用于老年性高血脂，血管硬化，大便干燥及头发早白，神经衰弱。

第十二章
高血压病患者适宜的蛋奶品

食用建议

酸奶

泌尿系统结石、小儿痴呆、重症肝炎及肝性脑病、急性肾炎和肾衰竭、糖尿病酮症酸中毒者不宜食用。

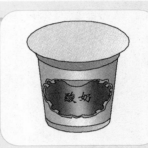

● 降压**功效**

酸奶是高钾、高钙食物，高血压患者如果能长期坚持饮用，能辅助降低血压。酸奶通过抑制腐生菌在肠道的生长，抑制了腐败所产生的毒素，使肝脏和大脑免受这些毒素的危害，防止衰老。酸奶中含有的乳酸菌可以产生一些增强免疫功能的物质，提高人体免疫力，防止疾病。乳酸菌能维护肠道菌群生态平衡，形成生物屏障，抑制有害菌对肠道的入侵；通过产生大量的短链脂肪酸，促进肠道蠕动及菌体大量生长，改变渗透压而防止便秘。酸奶还具有减轻辐射损伤、抑制辐射后淋巴细胞数目下降的作用。

●降压食谱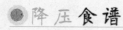

山药苹果酸奶

配方 新鲜山药、苹果各 200 克，酸奶 150 毫升，冰糖少许。

制法 将山药洗净，削皮，切成块。苹果洗净，去皮，切成块。将山药块及苹果块放入搅拌机内，倒入酸奶、冰糖搅拌即可。

功效 本品可抑制体内胆固醇还原酶，从而降低人体内胆固醇水平，有助于防治动脉硬化、冠心病等疾病。

酸奶红薯泥

配方 黄心红薯 1 个，果粒酸奶（或普通酸奶）适量，鲜奶油（或鲜牛奶）2 大匙。

制法 红薯蒸熟，去皮捣成泥，加入鲜奶油拌匀，将红薯泥放入盘中，将酸奶淋在红薯泥上，还可以撒上喜欢的水果、干果之类即可。

功效 润肠通便，滋阴利水。扩张血管，有效预防心血管疾病，对老年体虚便秘有益处。

脱脂牛奶

食用建议

对于肠胃偏寒者，喝冷牛奶后刺激肠道过度蠕动可能引起轻度腹泻，可加热至手感到有些烫的程度再饮用。

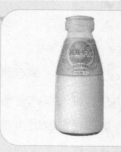

●降压功效

脱脂牛奶富含钙，有助于维持血压的稳定。因为高血压的发生与血钠、血钙比例是否均衡有关，当一个人的血钠过高、血钙又过低时，其血压就会明显上升。脱脂牛奶中的乳糖能促进人体肠道内乳酸菌的生长，抑制肠内异常发酵造成的中毒，保证肠道健康；脱脂牛奶中含有一种能使人产生疲倦欲睡的色氨酸，还有微量吗啡类物质，这些物质都有一定的镇静催眠作用。

● 降压食谱

牛奶焖饭

配方 脱脂牛奶 250 毫升，大米 100 克，燕麦片 50 克。

制法 ①大米和燕麦片分别淘洗干净。②将大米和燕麦片放入电饭锅内，加脱脂牛奶和适量清水蒸熟即可。

功效 降压解脂，润肠通便。能有效促进胃肠蠕动，防治便秘。

芥蓝奶汤素烩

配方 鲜蘑 200 克，芥蓝 100 克，脱脂牛奶 100 毫升，红椒片 10 克，高汤 150 毫升，盐 3 克，鸡精 5 克，水淀粉适量。

制法 ①芥蓝去叶，去老皮，切长段，一剖为二，入沸水中大火焯 1 分钟，捞出控水；鲜蘑洗净切块。②锅内放入高汤，小火烧开后放入鲜蘑小火煨 15 分钟，加入芥蓝、脱脂牛奶、盐，小火煨 3 分钟，用鸡精调味后放水淀粉勾芡，用红椒片点缀即可出锅。

功效 本菜具有促进肠胃蠕动、防治便秘以及补充钙质的功效。

蜂蜜

食用建议

脾虚泄泻及湿阻中焦的脘腹胀满、苔厚腻者不宜食用。

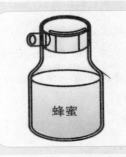

蜂蜜

● 降压 功效

蜂蜜能扩张冠状动脉、降低血压。用于治疗高血压时，适用于气血不足型、阴阳两虚型及肝肾阴虚型的高血压症状。其用法一般为每次15克左右，水煎服或冲服。蜂蜜能改善血液的成分，促进心脑血管功能，经常服用对心脑血管患者很有好处，还能预防动脉粥样硬化。蜂蜜对肝脏也有保护作用，能促使肝细胞再生，对脂肪肝的形成有一定的抑制作用。

● 降压 食谱

韭菜蜂蜜大米粥

配方 人参3克，蜂蜜5毫升，韭菜5克，粳米100克，生姜2片。

制法 ①将人参洗净置清水中浸泡一夜；韭菜洗净切末。②将泡好的人参连同泡参水与洗净的粳米一起放入砂锅中，小火煨粥。待粥将熟时放入蜂蜜、生姜片、韭菜末调匀，再煮片刻即成。

功效 本品有改善心脑血管功能、舒张血管、降低血压、降低胆固醇水平的作用，对于高血压患者、心脑血管疾病患者有一定的食疗作用。

蜂蜜冰红茶

配方 蜂蜜15毫升，红茶250毫升，冰块适量。

制法 将红茶放凉，然后倒入杯内。加入适量的蜂蜜，将冰块放入杯内大约2/3位置。最后将盖子盖上，摇匀即可饮用。

功效 本品有改善血液的成分，促进心脑血管的功能，具有降低血液中的胆固醇水平的作用，适宜于高血压、心血管疾病患者饮用。

第十三章
高血压病患者适宜的汤饮

金银菊花降压茶

配方 金银花、菊花各 20 克。

制法 将金银花、菊花研成粗末，沸水冲泡即可。

功效 清热解毒，降低血压。

七彩蜜降压茶

配方 七彩菊 3 克，蜂蜜适量。

制法 将干燥的七彩菊洗干净，放入开水中冲泡约 5 分钟，加入蜂蜜即可饮用。

功效 本品具有清肝明目、清热润肺、排毒瘦身、降压降脂等功效。可用于治疗肝火旺盛所致的高血压、目赤肿痛、肺热咳嗽、便秘等症。

西瓜冬瓜皮降压茶

配方 西瓜翠衣（即西瓜皮）150 克，冬瓜皮 100 克，冰糖少许。

制法 将上料水煎，加冰糖少许代茶饮。

功效 有清热解暑、利尿、降压的作用。

山楂降压茶

配方 山楂 3 枚。

制法 将山楂切片，用开水冲泡，饭后代茶饮，连服 10 天。

功效 对降压有明显效果（用鲜山楂泡服，疗效更佳）。

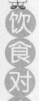
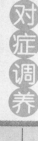

双耳冰糖降压茶

配方 黑木耳、银耳各15克，冰糖适量，蜂蜜1大匙。

制法 ①将黑木耳、银耳分别用冷水泡发，去蒂后洗净，撕开放入大碗中，加适量冰糖及清水，拌匀。②上笼蒸30分钟，取出后稍凉，调入蜂蜜即成。

功效 滋阴润燥，活血降压。适用于各类型高血压，对伴有动脉粥样硬化、眼底出血者尤为适宜。

萝卜葱白降压饮

配方 白萝卜1个，葱白5根，生姜10克。

制法 将洗净的白萝卜切段，放入锅中煮熟；加入葱白、姜继续煮至可盛一碗汤，即可。

功效 不仅可以润肺、健胃、降压，还可以有效治疗风寒咳嗽等症。

生葛凉薯降压饮

配方 凉薯、生葛根各250克。

制法 凉薯去皮洗净，切成薄片，与生葛根一同加水600毫升，煮至熟透。分2~3次食薯，喝汤。

功效 适用于高血压伴有兴奋、感冒发热、头痛烦渴、下痢、饮酒过量、烦躁、口渴及肩背屈伸不便等症。

玉米须降压饮

配方 玉米须15~30克。

制法 将玉米须晒干，洗净，加水煎。每日饮3次，坚持服用。

功效 利尿，利胆，止泻。玉米须中含有大量钙、磷、铁等矿物质，并含有丰富的谷氨酸，可促进脑细胞的新陈代谢，有利于人体内的脂肪与胆固醇的正常代谢，对改善高血压及慢性肾炎有很好的作用。

杜仲核桃降压兔肉汤

配方 兔肉200克，杜仲、核桃肉30克，生姜2片，盐5克。

制法 ①兔肉洗净，斩块。杜仲、生姜洗净；核桃肉用开水烫去外皮。②把兔肉、杜仲、核桃放入锅内，加清水适量，放入生姜，大火煮沸后，小火煲2~3小时，调入盐即可。

功效 本品具有滋阴补阳、补肾

强筋、健脑益智、安胎润肠等功效。可用于肾虚型高血压，老年痴呆症，气虚型便秘，肾气虚引起的孕妇胎动不安、不孕不育等症。

海带菠菜降压汤

配方 海带 50 克，菠菜 200 克，精盐、味精、香油各适量。

制法 把海带洗净切丝加水 300 毫升，煮 15 分钟，然后再将菠菜洗净切段放入，同煮 10 分钟，加入精盐、味精，淋香油。分 1～2 次趁热食菜，喝汤。

功效 适用于高血压、高脂血症患者。

花生牡蛎降压汤

配方 花生米 100 毫升，牡蛎肉 75 克，肉桂 15 克，猪肉 50 克，菜心 20 克，花生油 20 毫升，精盐 6 克，葱花、姜片各 3 克。

制法 ①将花生米、牡蛎肉、猪肉均洗净，猪肉切片；菜心洗净备用；肉桂洗净，煎汤去渣。②净锅上火倒入花生油，用葱花、姜片爆香，倒入药汤，调入精盐。下入花生米、猪肉煲至熟，

再下入牡蛎肉、菜心稍煮即可。

功效 牡蛎富含微量元素锌及牛黄酸等，尤其是牛黄酸可以促进胆固醇分解，有助于降低血脂水平。

蘑菇降压汤

配方 蘑菇 300 克。

制法 蘑菇洗净撕片，加清水 1500 毫升，小火煮 2 小时即可。

功效 降低血脂、降低血压，适用于心脑血管疾病患者。

蛋花空心菜降压汤

配方 空心菜 200 克，鸡蛋 2 个，葱、姜、植物油、清汤、盐、胡椒粉、香油各适量。

制法 ①空心菜择洗干净，切段；鸡蛋磕入碗中打散；葱、姜分别洗净，切丝备用。②锅置火上，放入植物油烧至五成热时，放入葱丝、姜丝炝锅，加入空心菜段略炒片刻，随即加入清汤大火煮至汤沸，改小火淋入蛋液，加盐、胡椒粉调味，淋入香油即可。

功效 降压、降糖、促进消化。

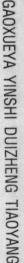

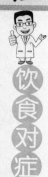

冬瓜牛奶降压汁

配方 冬瓜汁、鲜牛奶各250毫升，枸杞子、红糖、白糖各15克。

制法 ①各味入锅，以中火边煮边搅煮沸，待凉装杯，入冰箱贮存。②每天1剂，分早、晚2次服用。

功效 清热祛风，滋阴降压。适用于阴虚亏损型高血压患者。

香菜水果降压汁

配方 香菜、葡萄、菠萝各200克，冰块2~3块，柠檬半个。

制法 ①香菜洗净，用开水焯一下，切碎。葡萄洗净，去皮和籽。菠萝去皮，切成小碎块。将柠檬连皮切成3片。②在玻璃杯中放入冰块。分别将连皮的柠檬、葡萄、菠萝放入2层纱布中，用硬的器物压榨，挤出汁。③香菜放入纱布中，直接挤出汁，将挤出的全部汁液注入盛有冰块的杯内。或者将香菜、葡萄、菠萝、连皮的柠檬放入榨汁机内，捣碎出汁，用纱布过滤，注入放有冰块的玻璃杯中，搅匀饮用。④香菜的异味可借助柠檬与菠萝的甜酸味消除。

功效 对贫血、高血压、肝脏病、肾脏病、便秘均有疗效。

胡萝卜降压汁

配方 冰块5~6块，胡萝卜200克。

制法 ①将胡萝卜榨汁，然后将冰块加入杯中。②将胡萝卜汁注入杯中即可。

功效 此汁能降压降脂、养肝明目、健胃益脾，对高血压食欲不振、体倦乏力、消化不良、食积胀满、肝虚目暗者有很好的食疗作用。

芙蓉荷叶降压饮

配方 荷叶5克，芙蓉花、绿茶各3克，蜂蜜适量。

制法 ①将荷叶、芙蓉花、绿茶均洗净，放入砂锅内，加适量水。②置旺火上烧沸，5分钟后取茶液1次，再加水煎熬1次，取汁。③将2次茶液合并，稍冷却，加蜂蜜搅匀即可饮用。

功效 本品具有排毒瘦身、消暑解渴、降压降脂的功效，可用于暑热烦渴、肥胖、高血压、高脂血症等症。

果菜降压汁

配方 苹果、梨、西红柿各 1 个，芹菜 1 根。

制法 将苹果、梨、西红柿切小块，芹菜切段，放入榨汁机，加适量凉开水，榨汁即可。

功效 不仅可以降血糖、降血压，还可以清热祛火，有助于减肥。

杨桃降压汁

配方 熟透杨桃 150 克，温开水、盐各适量。

制法 ①杨桃洗净晾干后，削去带涩味的棱片部分，再切成星星片状。②将盐放入水（600 毫升）中煮沸。③放入杨桃片，煮滚即熄火。④冷却后即可饮用。

功效 保护肝脏，预防高血压。

皮蛋降压粥

配方 大米 100 克，皮蛋 50 克，香菜少量，酱油、香油各 5 毫升，白酒 3 毫升，姜 2 克。

制法 ①大米洗净煮成粥。②皮蛋去壳，切块，淋上酱油、酒、香油腌渍一下。③姜去皮切丝，放在冷水中迅速洗过。④香菜择洗干净切成段。⑤白粥倒入锅中烧热，放入皮蛋和生姜，盛出后撒上香菜就可以了。

功效 降血脂，软化血管，降压。大米富含维生素 C，能减少机体对脂肪的吸收，能降低血脂和血液中的胆固醇，减少血液黏稠度，对高血压有预防作用；松花蛋含有更多矿物质，脂肪和总热量比较低，可以保持血液流通，软化血管。

菠菜虾皮降压粥

配方 粳米 100 克，菠菜 200 克，虾皮 20 克，盐、味精各适量。

制法 ①菠菜择洗净，入沸水稍微氽烫一下，捞出切碎；虾皮洗净。②粳米淘洗干净，放入锅中，加入适量清水，以大火煮沸后，放入虾皮、猪油，转小火熬煮约 30 分钟，待粥快煮熟时，加入菠菜稍微煮一下，待熟后加入盐和味精调味，搅拌均匀即可。

功效 降压，并能预防脑卒中的发生。

高血压病患者适宜的汤饮

高血压

饮食对症调养

——专家教你怎样吃降低高血压

燕麦橘瓣降压粥

配方 燕麦 25 克，水发银耳 35 克，糖水橘瓣 60 克，水 350 毫升，白糖 25 克。

制法 ①烹调前一天将银耳用清水煮熟。②在锅中加入水、燕麦片、熟银耳和白糖，大火煮沸后，转用中火熬煮。③熬 3 分钟左右粥即呈糊状，最后再放入糖水橘瓣稍煮约半分钟即可。

功效 软化血管，预防动脉硬化。

葛根薏仁降压粥

配方 葛根 120 克，薏苡仁、粳米各 30 克，盐 1 克。

制法 将葛根去皮，洗净，切片；薏苡仁、粳米洗净；把全部用料一起放入锅内，加清水适量，文火煮成稀粥，随量食用。

功效 可用于肝阳亢盛或痰湿塞者，症见头晕头胀、胸闷心烦、口苦咽干、肢体麻木、小便不利；亦可用于风湿性关节疼痛属湿热者。

红薯降压粥

配方 籼米、红薯各 100 克。

制法 ①先将红薯去皮，洗净，切成细丝。②籼米淘洗干净，加入红薯丝入锅，加水 1000 毫升，先用旺火烧开，再转用文火熬成粥。

功效 预防动脉硬化，降低血压。

苹果蜜降压绿茶

配方 苹果皮 50 克，蜂蜜 25 毫升，绿茶 1 克，清水 450 毫升。

制法 将苹果皮洗净，加清水煮沸，5 分钟后熄火，加绿茶、蜂蜜泡饮即可。

功效 降胆固醇，降血压，增强抵抗力。苹果皮中的胶质和微量元素能有效地降低胆固醇；蜂蜜能迅速补充体力，消除疲劳，增强对疾病的抵抗力；绿茶具有抗血小板凝集、促进膳食纤维溶解、降血压、降血脂的作用，对防治心血管疾病十分有利。

决明枸杞降压茶

配方 决明子、枸杞子各 30 克。

制法 将上料水煎代茶饮。

功效 决明子可祛风散热、平肝明目、利尿，对高血压、便秘、高脂血症防治效果佳。

罗汉普洱降压茶

配方 菊花、罗汉果、普洱茶各6克。

制法 将3味药共研粗末，用纱布袋包好后，放入茶杯中，以沸水冲泡，当茶饮用。

功效 此茶适宜于高血压、高血糖、高脂血症的"三高"患者长期饮用。

荸荠芹菜降压饮

配方 芹菜根60克，荸荠6个。

制法 芹菜根和荸荠放入砂锅炖水饮。

功效 常用有降压、安神、镇静等功效。

百合冰糖降压茶

配方 干百合10～20克，冰糖少许。

制法 将干百合洗净，放入杯中备用。倒入热水冲泡，加入冰糖。闷泡3～5分钟，完全泡开即可饮用。

功效 本品具有滋阴润肺、美白护肤、降压降糖的功效，用于肺虚干咳、高血压、高脂血症、皮肤干燥等症。

鲜奶草莓降压饮

配方 脱脂鲜奶250毫升，草莓200克，白糖适量。

制法 将洗净的草莓放入榨汁机榨汁，取汁，倒入鲜奶，加白糖，调匀即可。

功效 草莓能有效防治动脉硬化、冠心病等症；低脂奶是高血压患者的最佳之选，两者搭配可以有效降低血压。

绿豆荸荠降压饮

配方 荸荠200克，绿豆50克，红糖适量。

制法 把荸荠洗净，去皮切片，绿豆洗净，加水400毫升，先用大火烧开后加红糖，转用小火煮至绿豆酥烂。分1次或2次食荸荠、绿豆，喝汤。

功效 有清热解毒，降压利尿、润肤解暑的功效。

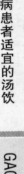

冰糖食醋降压饮

配方 冰糖、食醋各250克。

制法 将冰糖，食醋放在砂锅里用小火加热溶解。每日3次，每次2大匙，饭后服用。

功效 软化血管，降低血压。食醋中含有维生素C和烟酸，能扩张血管，促进胆固醇的排泄，并增强血管的弹性和渗透能力，并使血胆固醇降低，对防治心脏病、高血压、高脂血症均有良好的作用。

香蕉瓜皮降压汤

配方 玉米须、西瓜皮各30克，香蕉3根。

制法 将玉米须、西瓜皮加水500毫升熬煮30分钟，过滤留汁，再将香蕉去皮切段放入，继续熬煮片刻即可。维持血压平衡，利尿消肿，清热解暑。

功效 玉米须可利尿消肿，平肝利胆；西瓜皮可清热解暑，降低血压；香蕉中含血管紧张素转化酶抑制物质，可以抑制血压的升高。三者搭配，对高血压患者更为有利，分2次

食用香蕉，喝汤。本品每日3次，饭后服用。

玉竹燕麦降压汤

配方 燕麦片100克，玉竹15克，蜂蜜适量。

制法 将玉竹用冷水泡发，煮沸，20分钟后取汁。再加清水煮沸20分钟，取汁。合并2次药汁，加入燕麦片，文火煮成稠粥，加蜂蜜食用。

功效 适用于高血压、动脉粥样硬化、冠心病及心力衰竭的防治。

海带绿豆降压汤

配方 海带、绿豆各150克，红糖适量。

制法 海带浸泡、洗净、切碎；绿豆洗净，共入锅内煮至烂熟。用红糖调服。

功效 降低血压，降低高血压并发症的风险。

口蘑豆腐降压汤

配方 豆腐200克，口蘑150克，

油菜 50 克，高汤 500 毫升，盐、鸡精、香油各适量。

制法 ①豆腐、口蘑分别洗净，切成小片，并分别入沸水中焯一下，盛出备用。②高汤倒入锅中，加入豆腐片、口蘑片烧沸，撇去浮沫，放入油菜稍煮，加盐、鸡精调味，淋香油即可。

功效 益气养血，降压降脂。

核桃仁红枣降压茶

配方 核桃仁 200 克，山楂 30 克，红枣 50 克，红糖、白糖各 2 小匙，蜂蜜 2 大匙。

制法 ①将核桃仁洗净后放入温开水中浸泡 30 分钟，连浸泡水一起放入家用榨汁机中，快速搅打成糊浆状，盛入碗中备用。②将山楂、红枣洗净，放入砂锅中，加水煎煮 3 次，每次 20 分钟，合并 3 次煎汁，倒入另一个锅中，以中火煮混，调入红糖、白糖，拌匀，兑入核桃仁糊浆，搅匀。③改用小火煨煮至沸，离火后稍凉，调入蜂蜜即成。此茶中等黏稠，约合 1200 毫升。

功效 益气活血，利水降压。适

用于各类型高血压，对伴有冠心病、高脂血症者尤为适宜。

土豆蜜降压汁

配方 土豆 2 个，蜂蜜适量。

制法 土豆洗净不去皮，用开水烫几分钟后放在碗里捣碎，再用纱布过滤出土豆汁，取土豆汁再加适量蜂蜜，少量开水冲饮。

功效 气血双补。适用于高血压兼便秘的患者。

鲜芹菜降压汁

配方 鲜芹菜 250 克。

制法 将芹菜洗净，然后切碎绞汁。每次饮 1 小杯，每日 2 次。

功效 可降血压，平肝，镇静，解痉，和胃止吐，利尿，适用于眩晕头痛、颜面潮红、精神易兴奋的高血压患者。饮此汁时应忌食大蒜、大葱、洋葱、豆腐、馒头。

生地瓜降压汁

配方 生地瓜 200 克。

制法 将洗净、去皮的地瓜切成

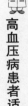

213

小块，放入榨汁机中榨汁；取汁，冲入凉开水即可。

功效 地瓜对于降压、减肥有很好疗效。

葡萄芹菜降压汁

配方 葡萄300克，芹菜2根。

制法 ①将葡萄洗净，去皮、去籽；将芹菜洗净，切成段。②将葡萄、芹菜放入榨汁机，榨出汁即可。

功效 葡萄健胃、抗炎、助消化，对血管硬化、神经衰弱等病有辅助疗效，和芹菜搭配，对降压非常有益。

菠菜芹菜降压粥

配方 大米100克，芹菜、菠菜各250克。

制法 ①将菠菜、芹菜分别洗净后切成4厘米长的段；大米淘洗干净，置于锅内，加入800毫升清水。②将锅置于武火上烧沸，再改用文火煮30分钟；加入芹菜，菠菜烧沸后，打开盖煮10分钟即成。

功效 活血，降压降脂。菠菜具有补血、活血的作用，能保持血管畅通，减少胆固醇在血管壁的沉积，降低高血压患者发生脑血栓的危险，对高血压患者有益；芹菜中富含钾和维生素C，具有降压降脂的作用，是治疗高血压病及其并发症的首选食品。

番茄橘子降压汁

配方 橘子150克，番茄300克。

制法 ①橘子洗净，去皮，分瓣，除籽，切块；番茄洗净，去蒂，切块。②将橘子和番茄分别放入榨汁机中榨汁，然后将榨好的橘子汁和番茄汁倒入大杯中，混合均匀即可。

功效 降压降脂。

白玉豌豆降压粥

配方 粳米100克，豆腐200克，豌豆50克，胡萝卜半根，盐1小匙。

制法 ①粳米洗净，清水浸泡1小时；豆腐切小块；豌豆洗净。②胡萝卜洗净，入锅煮熟，捞出切丁。③锅内放入清水烧开，将粳米、豌豆、胡萝卜、豆腐一起下锅，待再沸后，转小火煮成粥。加盐调味即可。

功效 豌豆有降低血液中胆固醇含量，促进血压恢复正常化的作用，还能促进大肠蠕动，保持大便顺畅，起到清洁大肠的作用。此粥还有补肝明目的功效。

三七大蒜降压粥

配方 三七5克，紫皮蒜30克，粳米100克。

制法 ①大蒜去皮，切片，沸水煮1分钟。②洗净的粳米放入煮蒜水内熬粥。③待粥将熟时，再把蒜及三七放入粥内，煮至蒜熟，早、晚温热服。

功效 促使血管舒张，调节血压。

葛根绿豆降压粥

配方 粳米100克，绿豆60克，菊花10克，葛根（粉）30克。

制法 ①将菊花装入纱布袋扎口，放入锅内加水煮汁，留汁去纱布袋。②将绿豆洗净，用水浸泡30分钟；粳米淘洗干净；将绿豆放入锅内，加入适量水煮沸，用文火熬煮至绿豆开花。③加入粳米煮沸，再加入菊花汁，煮至米熟烂。④加入葛根粉调至糊状，倒入锅内，稍煮即可食用。

功效 清热解毒，补肝益肾，明目通便。

芋头红豆降压粥

配方 粳米50克，芋头100克，红豆30克，玉米（黄，干）25克，白砂糖15克。

制法 ①芋头洗净，放入盆内，上笼蒸至酥软，取出晾凉。芋头去皮后压成蓉泥。粳米、红豆用温水浸泡发胀，捞出沥干。②将玉米磨碎去渣，去杂质，洗净。③锅内加入适量冷水，加入粳米、红豆和玉米渣，先用旺火烧开。④改用小火熬煮成粥状，加入芋头蓉，用白砂糖调味，再稍煮片刻，即可盛起食用。

功效 补血养血，宁心安神。

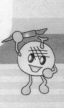